"沙盘游戏应用与创新"系列丛书

魏广东◎主编

The Origin of The Sandplay Therapy:
The Floor Games

沙盘游戏疗法的起源：
地板游戏

【英】Herbert George Wells 著

段霄丽 译

中国石化出版社

HTTP://WWW.SINOPEC-PRESS.COM

图书在版编目(CIP)数据

沙盘游戏疗法的起源：地板游戏/[英]赫伯特·威尔斯
(Herbert George Wells)著；段霄丽译；魏广东主编.
—北京：中国石化出版社，2016.7(2024.8 重印)
ISBN 978－7－5114－4107－2

Ⅰ.①沙…　Ⅱ.①赫…②段…③魏…　Ⅲ.①精神疗
法—研究　Ⅳ.①R749.055

中国版本图书馆 CIP 数据核字(2016)第 175737 号

中国石化出版社出版发行
地址:北京市东城区安定门外大街 58 号
邮编:100011　电话:(010)57512500
发行部电话:(010)57512575
http://www.sinopec-press.com
E-mail:press@sinopec.com
北京富泰印刷有限责任公司印刷
全国各地新华书店经销
＊
700×1000 毫米 16 开本 7.5 印张 93 千字
2016 年 9 月第 1 版　2024 年 8 月第 3 次印刷
定价:28.00 元

"沙盘游戏应用与创新"系列丛书
编 委 会

主　　编：魏广东

编　　委：（按姓氏笔画顺序）

万发金　　牛春祥　　邓爱群

李田田　　柳卫娟　　段霄丽

黄李佳　　康　悦　　焦雪清

序　言

我们经常说，做事情需要大格局。格局大了，人也就站得高、看得远，对事物的理解就更全面、更有深度，做出的决定也就更正确。其实，学习心理学也需要大格局。要站在整个心理学体系之上去认识心理学、学习心理学、研究心理学，这样才不至于局限于一点，才不至于走入死胡同，才不至于钻牛角尖。

那么，我们应该怎样学习心理学才算是有大格局呢？当然，我也还是心理学领域的小学生，也还只是刚入门，也不可能有多么高的见识，我只是想分享一下我现在的学习心得。在我看来，把心理学的学习、研究放在整个人类的成长、发展之中去，历史地、辩证地去看心理学，应该算是格局比较大的表现。

众所周知，现代心理学诞生于 1879 年，其标志性事件就是德国学者冯特在莱比锡大学建立了第一个心理学实验室。然而正如艾宾浩斯所说："心理学有一个很久的过去，但是只有一个很短的历史。"其含义就是说，心理学可以追溯到很久以前的哲学领域，但现代心理学却只是从 1879 年开始算起的。根据这样的情况，我认为，能够从"很久的过去"的角度去理解心理学要比从"很短的历史"的角度理解心理学格局应该更大一些。也就是说，对待心理学，仅仅以自然科学的方法去研究，而不能吸收甚至排斥哲学思辨的方法，是不全面的。

因此，学习心理学要从哲学、历史特别是心理学史的角度去学习，先了解心理学的发展历史，知道各种心理学理论是怎么发展来的，这是培养大的心理学格局的第一步。基于这样的认识，当一些刚开始学习心理学的人让我推荐几本心理学的书籍时，我首先推荐的就是《心理学史》。读完一本《心理学史》，基本上就知道了心理学的哲学渊源和每一个流派的历史及局限，当你知道了某一流派的历史和局限之后，基本上就不会过于迷信某一个流派，而是能够比较全面地理解它，格局也就自然变大了。

不过，对待心理学要有大格局并不等于排斥钻研某一理论流派或某一技术，而且不仅不是排斥，大格局更是为钻研某一理论流派或某一技术做铺垫。这就是所谓的"从大处着眼、从小处着手"。有了大格局之后，学习心理学还要深入于某一具体流派或某一技术。心理学流派众多，在对大多数主流流派了解之后，建立了所谓的大格局之后，还要深入去研究其中一个流派或一项技术，只有这样才能深入其中，才能够有一定的专长，才不至于浮于表面。

总的来说，学习心理学应该先了解它的历史，理清每一个流派的主要观点，建立心理学的整体观和大格局，然后再从某一个流派或者某一项技术入手深入研究，既能钻得进去，还能跳得出来；既能传承历史，也能创新未来。

对于沙盘游戏疗法的学习也应该是这样的思路。如果你想学习和研究沙盘游戏疗法，在学习和了解心理学的基本理论和历史之后，尤其是学习和了解精神分析、分析心理学的基本理论和历史之后，再深入学习和研究沙盘游戏疗法本身的基本理论和历史。了解沙盘游戏疗法的人都知道，沙盘游戏疗法最早的源头是"地板游戏"（Floor Games），然后是"世界技法"（The World Technique），最后启迪了沙盘游戏疗法的诞生。因此，要建立理解沙盘游戏疗法的大格局，就应该从"地板游戏""世界技法"开始学习。

"沙盘游戏应用与创新"系列丛书就是这样一个思路。我们翻译了赫伯特·威尔斯的《地板游戏》和洛温菲尔德的《世界技法》，还计划翻译一些国外的沙盘游戏书籍，并且将会编撰沙盘游戏象征手册、沙盘游戏案例集、儿童沙盘游戏教育课程、小学生沙盘游戏作品分析等创新性书籍。总之，"沙盘游戏应用与创新"系列丛书就是要涵盖沙盘游戏的传承、应用、实践、创新等多方面的内容。

既然涉及"创新"，那么这套"沙盘游戏应用与创新"系列丛书就是一个开放的系列，因为在沙盘游戏的应用之中会有不断的创新成果涌现出来，我们都有可能将其纳入到这套丛书中。当然，由于编者的水平有限，无论是翻译还是撰写的书籍都会有很多不足之处，还希望读者能够及时批评指正，帮助我们一起成长。

魏广东

作者简介

赫伯特·威尔斯（Herbert George Wells）
（1866年9月21日~1946年8月13日），是一
位非常著名且多产的英国作家。他的作品体裁
囊括了现代小说、世界发展史、政治和社会评
论等各类领域，他甚至还编写课本教材和战争
游戏规则。

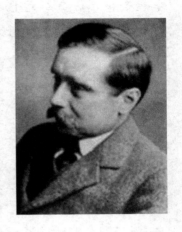

威尔斯与法国作家儒勒·凡尔纳（Jules
Verne）、雨果·根斯巴克（Hugo Gernsback）齐
肩，被世人并称为"科幻小说之父"。他最为著
名的科幻小说作品有耳熟能详的《世界大战》
《时间机器》《隐身人》《莫洛博士岛》等。除此之外，威尔斯本人还是一
位社会改革家和预言家。他是费边社的重要成员，与英国著名文学家
乔治·萧伯纳相识并结为密友，曾与罗斯福和斯大林会晤，而且撰写
过大量关注现实、思考未来的作品，如《基普斯》《托诺－邦盖》《波里
先生和他的历史》《勃列林先生看穿了他》《恩惠》《预测》《世界史纲》等。

威尔斯1866年出生于肯特郡的布朗利（Bromley，现伦敦西区小镇）
的一个贫寒家庭。他的父亲约瑟夫年轻时是职业板球运动员，后来经
营一家五金店铺，母亲尼尔则一直为有钱人家做雇佣。1880年约瑟夫
的五金店倒闭，14岁的威尔斯不得不辍学，先后到布店做过学徒、小
学教师、药剂师助手和助教，艰难谋生。1884年，他在一笔助学金的
赞助下（每星期一个基尼），进入堪津顿科学师范学校，开始学习物理
学、化学、地质学、天文学和生物学。进化论科学家托马斯·赫胥黎
当时在学校教授威尔斯的生物学。威尔斯的科幻小说在写作上受赫胥
黎的进化论思想影响很大。

艰难的少年时代学徒经历，使威尔斯形成了一种批判资本主义社
会的意识，并且这种意识始终贯穿着他的一生。他接受空想社会主义
的思想，并自称"从学生时代起就是一个社会主义者"。威尔斯创作的
大量科幻小说，可以看作是他个人试图通过教育和科学技术来改造社

会的一种尝试和努力。

在其 1933 年出版的《未来发展趋势》一书中，威尔斯曾经预测到，他担心世界战争会在 1940 年的 1 月开始。当第二次世界大战于 1939 年 9 月爆发时，这个预测提前 4 个月成为了现实。他在 1936 年曾呼吁，汇编一部不断增长和变化的世界百科全书，由杰出的学术权威最终审查，面向全世界发行，使每个人都能看到。他的这个呼吁早于英国皇家学会。之后，威尔斯在 1938 年出版了一本有关未来知识和教育机构的散文集《世界大脑》，其中一篇文章就是《有关永恒的世界百科全书的想法》。

临近第二次世界大战结束的时候，盟军在被遗弃的海狮行动中发现，纳粹党卫军编制了一个入侵英国期间立即要逮捕的人员名单，威尔斯的名字就在其中。原因是，德国笔会拒绝承认非雅利安作者为其会员，1934 年德国笔会被逐出了国际笔会。威尔斯是当时的国际笔会主席，他的这一监管行为激怒了纳粹。

为了寻求更结构化的方式来玩耍战争游戏，威尔斯 1911 年出版了《地板游戏》一书，1913 年又写作了《微缩战争》一书。截至目前，微缩战争被大家公认为是最早的一种消遣类的战争游戏，威尔斯也因此被游戏玩家和游戏的嗜好者们尊称为"微型战争游戏之父"。

1946 年的 8 月 13 日，威尔斯在其位于伦敦里真特公园汉诺威街道 13 号的家中离世，享年 79 岁。

目　录

第一篇

地板游戏

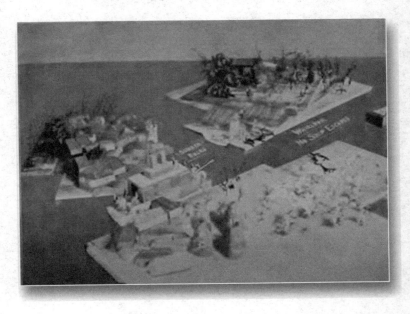

第一章

需要配置的小体型玩具

　　最能愉悦孩子们的室内游戏都需要有专门预留的地板空地。那些未能为孩子玩游戏预留地板空间的家庭，不知道因此失去了多少幸福的亲子时光。这块专门用来玩耍的地板一定要铺盖一块油毡（地板革）或者软木地毯，这样小锡兵们和其他的玩具模型就可以摆放在上面了。在所有的材料中，一块普通的没有图案的纯绿色软木地毯是最好的选择。请注意：这块地板空地一定不与其他房间相通，以便保持游戏空间的独立性，并且地板最好是平整、光洁的，空间通风性良好。当然了，在游戏的休战时间，我们也要偶尔花点时间和体力对地板进行刷洗和整理。在这样的地板上排演出的无穷无尽的富有想象力的游戏，不仅会为家里的男孩儿和女孩儿们带去一起玩耍的快乐时光，而且还能为他们今后的生活搭建起广阔的知识体系，激发并唤起孩子们内在的价值理念。未来的人们将会从地板游戏中获得滋养，收获新的力量。在这里，我希望为各位介绍一些地板游戏项目，这些也是我认为孩子们有必要体验和玩耍的游戏。我和我的儿子们亲自体验过每一个游戏，并对相类似的游戏进行过记录。本书中所有的游戏场景插图，均是由我们设计和排列的。之所以向大家介绍这些地板游戏，是因为我相信，对于我与我的儿子们所玩耍的有意义的游戏项目，很多为人父母者也会感兴趣。这些也许会在你们的亲子教育中派上用场。或者，那些做叔叔阿姨的人，也可以选择地板游戏作为送亲戚小孩的礼物。

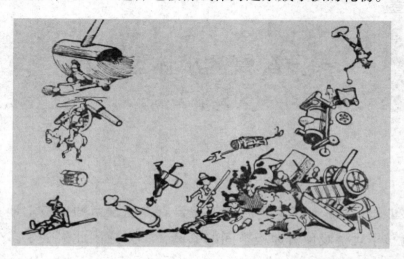

经过上千种的排列和组合，我们反复玩耍所使用的这些小玩具大致可以归为4个门类。第一类是士兵类，一般来说，我将士兵类细分为水手、铁路工人、平民和低等动物4组，这样有助于我随后的详细描述和介绍；第二类是砖料（房产）类；第三类是纸板和木板板材类；第四类是数量颇多的用机械发条制动的各种铁路运输车辆和铁路轨道。除此之外，还需要准备一些小锡船、复活节彩蛋等诸如此类的小物件。说到这，我突然想到要提醒大家，新西兰的几维鸟和鸭嘴兽是不能被归类的。

我们在地板上游戏，以各种各样的方式不停地布置、拆散，然后又重新布置，呈现出一个又一个丰富的游戏世界。在游戏中，我们曾经探索出各种各样的快乐，也同时体验了许多不合需要的可能性。前车之鉴，可为后事之师，我们的经验说不准可以为分散在世界各地的读者们提供帮助并带来启发。举例来说，我们在纸板和木板类道具使

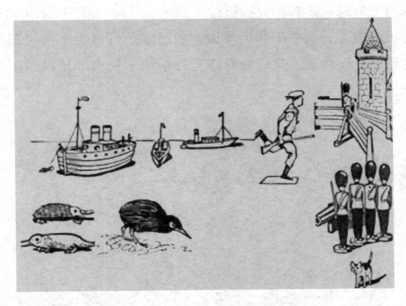

用的用途上就有了重大的发现。如果根本不用板材类的道具，很多男孩儿和女孩儿也还会接受地板游戏的，因为商店里不会专门买卖这类商品。我们发现，在玩具店里根本找不到我们想要的这类板材模型，所以，我不得不请一位木匠专门制作了一套板材类模型，这些成了我们玩游戏的主要基础道具。这套板材模型有各种各样的尺寸，一开始，我们的一个板材模型长约1.4米，两个这样的板材交叉起来就像一个小的门洞；但是后来我们发现没有必要做得这么大，而且以目前我们拥有的经验来判断，也不会做成当时的那个样子了。我们认为，较大尺寸的板材道具，厚度最好是2.54厘米，较小尺寸的厚度可以是2厘米或1.3厘米。板材的面积最好是0.8平方米，0.58平方米、0.37平方米、0.2平方米，每个尺寸最好配置1~2块板材。小尺寸的板材数量可以多置备一些，例如长、宽分别为46厘米×23厘米、23厘米×23厘米和23厘米×12厘米的道具。大尺寸的纸板或木板可以用来铺在地板上，作为岛屿或群岛，这时我们可以把地板看作是海洋。正如我在随后附录的插图中所示的那样，我们或者在威尼斯海港的地图上配置一个或两个岛屿，或者在大的板材上摞起小板材，堆积成小山的模样，此时地板就成了一马平川的大平原。板材除了可以用来为火车站搭建屋顶，还能充作桥梁。这些板材模型逐渐成了仅次于砖料的第二重要的资产。

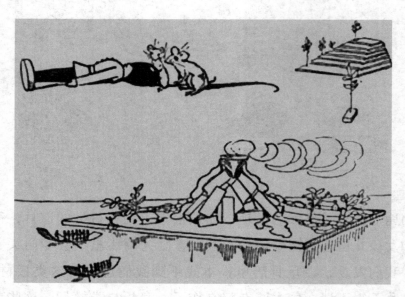

我每次都会记得告诉大家一点，那就是所有又厚又大的板材都需要钻孔，大约每间隔 10 厘米打一个孔，孔洞大小一般等同于用手钻的孔洞或者稍微再大一些。这些孔洞有自己的用处，我后面会有介绍。现在，我们先来认识和了解一下砖料箱。

和板材模型一样，这个"宝贝"依然没办法在玩具店里买到。我们的砖料箱是两位慷慨的朋友作为礼物赠送的，那时他们已经长大成年，身材很高大了。这个宝物是他们小时候从父母那里得到的，他们的父母是其一位善良的叔叔的赠予家庭之一。我除了知道那位长辈住在普利茅斯，姓拉德福外，其他均一无所知。我也从来没兴趣过问他所从事的职业，不过，他在那个年代，显然是一位远远高于普通人发展水平的、特别受人尊敬的一位男性长辈。每当我们深思，我们得到的却本不属于我们继承的遗产，细数他为我们带来的快乐时，我们不禁半

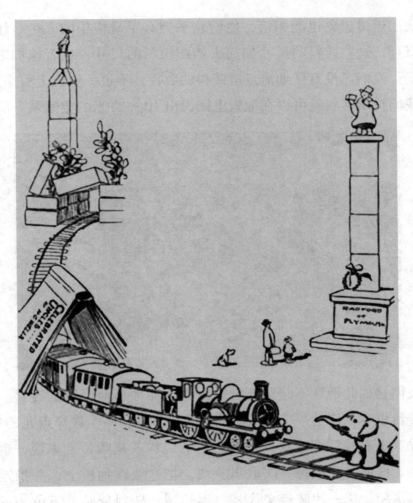

开玩笑半认真地计划要搜集整理这位杰出特殊人才的模范事迹并集结成书，书名应该被冠称为《赞美叔叔》。这本书应该能感动那些励志争取慈爱长辈风范桂冠的读者们。这位伟大的捐助人，专门雇佣了一位失业的木匠，用了整整一个冬天的时间，为他众多的侄子和侄女们打造了一个巨大的木制砖料箱。这一创举赢得了他的兄弟姐妹们的交口称赞。所有的砖料都是统一的长宽高尺寸，即11.4厘米×5.7厘米×2.9厘米，箱子里还有营房和住所，以前的拥有者们称之为"击木块游戏"。

我们通过想象也能相信，他们几乎拥有了最快乐的人生。你可能会注意到，这些砖料的尺寸如何去匹配板材的尺寸，或者他们之间如何匹配。我们还没有仔细清点过砖料的数目，不过一定有上百个之多。因为我们只用砖料就可以在地板上铺设出 10 平方米的空间来。

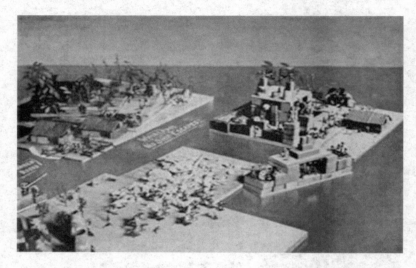

我们是如此地瞧不起玩具店里出售的那种小而可怜的砖料。用这样的砖料根本不能给一个最低阶的士兵长官搭建一个像样点儿的房屋。更何况这里有成百个士兵，玩具店里的砖料就从数量上来说，也远远不够用。即便是我们每一次取出一块，把它放在地板上，并指定说这是一座房屋。用一块砖料来代替一座房屋，砖料依然是不够用的。我们经常看到那些有钱人走出自己的汽车，进到玩具店里买这种体积小、数量上远远不够的砖料箱，这种只能是令人不舒服的假冒货。成箱购买这些数量不足，令人作呕愚蠢假冒的易碎品，是因为他们不知道自己需要什么。而玩具商店恰恰是青少年和幸福的天敌，它们无情且唯利是图。仅就砖料这一点来讲，就可以这样评价它们。那些富人们所荫护的不幸的后代们，同样不懂得重视和充分利用这些礼物，也不知

插图展示的是岛上的寺庙风光（基普船长的部队正在入侵印度领土）

道收放好，只会粗鲁地对待它们。你可以从他们后来的生活中看到结果，从这些人围绕着大城市周边建造的毫无创意的别墅和没头没脑的城郊中看到结果。

可怜的托儿所不能为孩子们提供滋养，偏偏还要依靠《大不列颠百科全书》来育儿。不过，我们的砖料箱还是非常令人满意的。我们三人使用箱子里的砖料设计和搭建目前流行的大多数建筑物，而且在数量上还有很多富余。

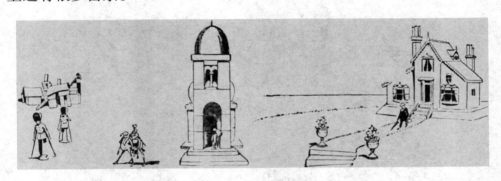

现在已经有了为数不少的砖块。我稍后会告诉大家，我们是如何使用厚的图画纸、硬纸板和其他东西来做辅助，以及如何用黏土或橡皮泥来做装饰的。当然不屑说，我们鄙视那些从商店里买来的看起来蠢蠢的、设计呆板、价格昂贵的纸板堡垒。用这样的玩具做游戏，感觉就像在僵尸状态下与某个陌生人玩死亡游戏一样，毫无乐趣可言。现在我来说说玩具士兵们以及他们都属于哪一部分。在我的童年时期，玩具士兵们都是平面样式，而且体型不大。比较当时，今天我们能买到的玩具士兵，要高档华丽得多了。可见，在我国国民的体型发展方面，我们已经有了巨大的进步。现在的玩具士兵，差不多 5 厘米高，能和你面对面地正视，他们的胳膊可以活动，而且具有经过科学锻炼的男性的警觉智商。在商店里，花很少的价钱您就能买到 5 个骑马执勤的士兵和 9 个正在徒步的士兵。我们 3 人最喜欢英国制造的玩具士兵，因为其他地方生产的这种玩具在尺寸上不是很匹配。为了方便，我们采用了一个规则，即：所有穿着红色外套的士兵，均归属于基普（G. P. W.）船长，红色之外其他颜色的士兵均归属于弗兰克（F. R. W.）船长，这类玩具一般来源于礼物、长辈遗赠和意外收获。同样的，我们除了士兵，还有海员和水手。不过，因为我们没有穿红色外套的水手，所以会把蓝色外套当做红色外套来计数。

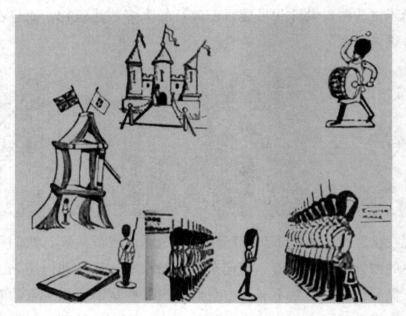

我们还有伦敦塔卫兵、印度人、祖鲁人，针对他们，会有专门的游戏规则。我们发现我们还可以购买尺寸匹配、大小合适的用金属铅制作的狗、猫、狮子、老虎、马、骆驼、牛和大象等动物玩具。我们还有好几盒铁路工人和其他士兵，这些士兵是我们在德国的黑森－达姆施塔特买到的。不过，我们还非常渴望拥有一批市民玩具。我们曾发现过一盒德国人，这些玩具人物均带有夸大的军国主义色彩，甚至连杂货店的商人都带着肩章。罗伯茨主教和里奥·马克西先生或许会喜欢这种类型的东西，我们是一定不喜欢的。实际上，我希望能买到几盒商人、穿蓝色衣服的屠夫、手拿面包的穿白色衣服的烘焙师等诸如此类的玩具，我还希望买几盒仆人、几盒交通信号、智能套箱等这类玩具。我们可以自己动手制作一名法官、若干名律师和一盒教区会成员。事实上，我们还能买到救世军的女童和足球运动员，不过我们对这两类玩偶玩具完全没兴趣，因为我们已经有了童子军玩偶。有了这样的平民类玩偶，会比只拥有那些跑步、行军和虚张声势的军人类玩偶玩具更有乐趣。市民类玩偶能够引起我们的时事话题和评论，因为皇帝、国王和淘气的小男孩对制服和时事评论永远兴趣十足。

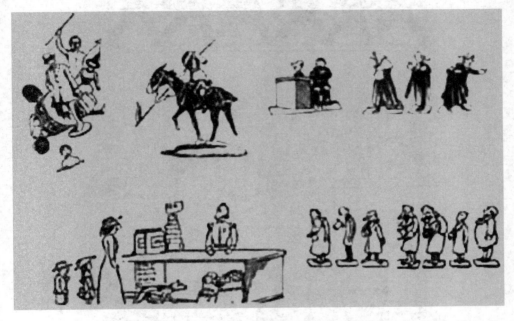

最后，我来说一说铁路轨道。我们一直坚持着铁路轨道的统一标准和统一规范。每次新买入的轨道，都会与已有的轨道系统相融合和相匹配。儿童室里一堆不同规格和不同材质的铁路轨道，最能说明这家的孩子有着一对糊涂的父母和一堆不动脑筋的叔伯长辈了。

以上内容，是我在向您介绍我和我的两个儿子都拥有什么样的地板游戏玩具。接下来，我想向您介绍两个游戏项目。这两个游戏是我们曾经玩过的无法胜数的游戏中的两个。当然，我这么说，稍微带了些夸张和虚构的成分。不过，本书中的插图所标示的真实游戏，我们带着愉悦和幸福的创意，不带出版目的玩耍了很多遍。这些游戏都成了过去时，但是它们模糊的光亮不断闪烁，试图再次点燃记忆里的幸福，所有发生的爱都流向了那里。我们最好在书中将它们呈现出来，并回忆起最好的那次游戏。

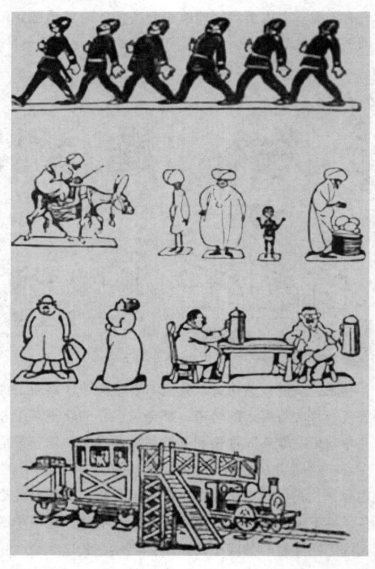

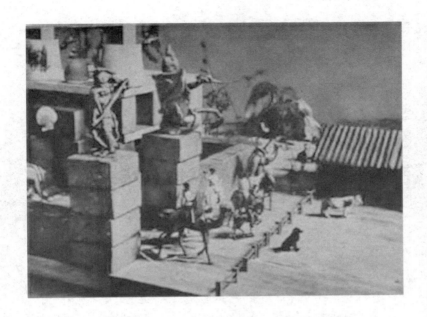

插图展示的是寺庙的近景（寺庙门口由黏土雕塑的奇形怪状的怪物守卫）

第二章

地板游戏之奇妙岛

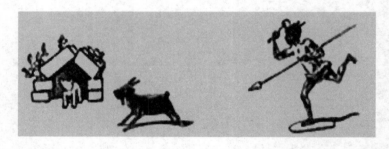

　　在奇妙岛游戏中，地板被当作了海洋。因为有着与生俱来的长子继承权本能直觉的作用，我的大儿子基普划去了较大的那一半领海，剩下的一半归属于他的弟弟弗兰克。我们首先以群岛的形式在海洋上布置和分配板材。然后我们开始装饰岛屿，在这个工作完成前，我们是强烈反对有人来近距离监督或审查进程的。本部分的插图，就是为一位探险者，更确切地说，是即将进行探险的人准备的群岛。插图上有4座岛屿，从读者的角度看，左手边2座岛，右手边有2座。方向上，距离读者更近些的岛屿更偏北一些；我们用相机取景时，已经竭尽所能地将所有岛屿收入到镜头里了。北面右侧的那座岛是文明开化程度最高的，最主要的建筑物是庙宇。这座庙宇还有一个屋顶平台，这个屋顶是由半个复活节鸡蛋和一个纸板做的圆锥体两种不同的物件共同组合而成。我的大儿子基普（G. P. W）独自设计，利用橡皮泥艳丽的色彩这一特性来装饰屋顶。寺庙的庭院里有一群东方人正在涌向街道。很显眼的是，一个风格奇异的怪兽守护在庙宇的入口处。这也是吉普设计的，他在塑造典型的东方宗教类的建筑标本方面可谓是心灵手巧。可以肯定的是，照相机拍不到的巨大怪兽的内部空无一物。向右是一个热带地区的茅草屋。茅草屋的屋顶由真正不错的棱纹纸搭建而成，这种纸来自于酒瓶的包装，对玩游戏来说，是非常好的天赐资源。这个房间里的所有物品都是为了我们玩游戏而储备的。茅草屋的主人在自己门口懒洋洋地闲逛，打发时间。这个男人是一名没有骑马的骑兵，他还拥有一头牛。我需要指出的是，他家的篱笆是我们从瑞士的一个小木屋里买来的。这座岛上的居民分散在岛屿的各处，岛上的动物和野兽像南美洲的野生豚鼠一样，过着动荡不定的生活。

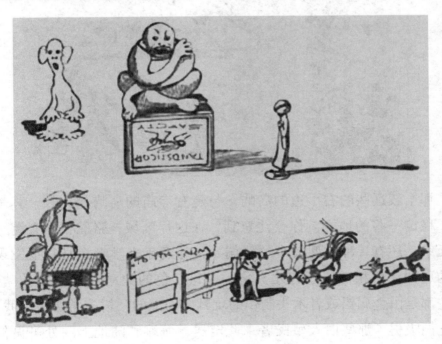

您一定会关注到庙宇附近和后面较远处的树木造型，他们衬托着更远处右侧的岛屿上的丛林，显得更加葱郁。我们从花园里的树木和灌木丛上折取了一些嫩枝做成这些树木造型，并把它们插在板材的孔洞里。以前我们居住的房子临近一个小树林，而且那个树林非常漂亮，树木长得真不错。不过，现在我们只有花园，花园里我们能折取的也只有茉莉花和梨树的枝叶。这两种枝叶都会稍微有些枯萎，完全不像用冷杉的嫩枝做成的树木那样看起来生机勃勃。布置这些树木造型，最首要的是我们要在板材上钻上小洞。用金属锡制作的树木永远也不会像这样的树木一样，在形态上表现得如此逼真和多样，并带给人更多的乐趣。有了一个不错的花园作为资源库，我们就能做出非常棒的郁郁葱葱的丛林，然后我们趴在地上，透过丛林窥视孤独的骑士或者流浪动物了。

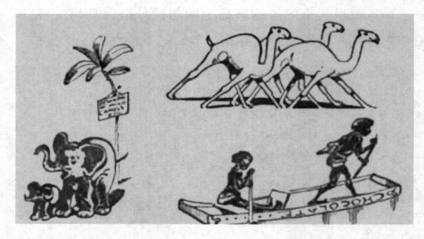

那个较远些的右手边的岛屿，与建有寺庙的岛屿相比较，算是个更不稳定一些的地方。你会注意到，在这片区域，骆驼自由奔跑，无拘无束，还有一种体型较小的侏儒象，与近年来学者在马耳他发现骨架的那种大象相似。还有几头猪、一只红色的鹦鹉和其他几种动物，这些都是由金属铅或者木头制作的玩具。岛上的梨树非常漂亮，我猜，是它们吸引了那些白人殖民者来此定居，海滩和陆地上到处可见他们的茅草屋。在海滩上的茅草屋旁堆放着许多梨树的原木。可是，一群皮肤黝黑的野蛮人从左侧向定居在临近岛屿的唯一殖民者发起了突击，而且你能清晰地看到穿制服的男人向陆地跑去求助。在更远处能看到树丛的地方，那里有他正要寻求的支援。

以上提及的那群黑皮肤的野蛮人莽撞而凶残，他们驾驶简陋的独木舟就能横跨大海。独木舟仅由一片窄窄的硬纸板做成。靠南面左手边的岛屿是野蛮的黑人的家，这个荒芜的岛上到处是洞穴。野蛮人的主要食物是野山羊，不过在他们打猎的过程中，有时也会捕获那种棕熊。棕熊一般会呆在它的洞穴入口处，个头不大，经常能被那些细心而敏锐的捕猎者发现。你还会发现并认识一种小豚鼠，它们是一种呆头呆脑的动物，定居在瑞士的农场里，日子过得悠闲自在。可以用字母形状的白色泡沫材料来代表从岛上脱离沉没的岩石，而且你还可以在两个岛屿之间标注出一些向右旋转的漩涡。

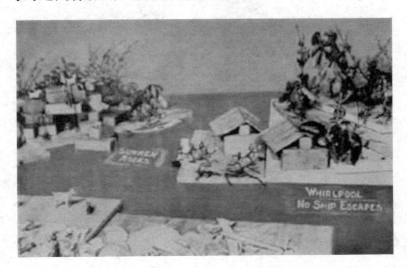

最后，我们来看离读者最近的方向的左手边的这座岛屿。这也是一个未开化的乱石丛生的荒岛，这里的居民不是黑人，而是印第安人。弗兰克（F. R. W）使用普通的牛皮纸为印第安人设计制作了帐篷，并用

插图展示的是梨树岛上，黑皮肤野蛮人猛烈攻击白人殖民者的场景

粉笔在帐篷上装饰了粗糙的图腾图案和表现情绪激愤、全副武装的印第安居民抵御殖民者入侵的图画。我需要谈一谈岛上的岩石，它们是非常宝贵的矿产资源。这些岩石中不仅有金属薄片和锡箔的矿脉，还有天然的金属块。这些金属是我们用铁制的勺状容器熔化掉那些破损严重不能再用的士兵玩具回收提炼出来的。我还要提到这个区域有着特有的浪漫的贝壳海滩。地质学家和科学探险家会对这个岛屿产生特殊的兴趣。你还能观察到，一个印第安人驯化了一头闷闷不乐的牛和一头呆呆傻傻的牛。

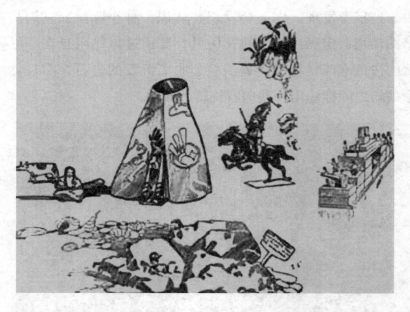

　　以上介绍了奇妙岛游戏是如何设置的。然后，我们会建造船只并开始在岛上探险。不过，插图中的船只都是已经到达的状态了。这些船都是由 2 块砖料拼合而成的，2 块 23 厘米×11 厘米的木质砖块构建了船只的平面龙骨，这样的船只能很方便地在地板上推来推去。船长基普（G. P. W.）的战舰依靠蒸汽驱动，在东西两岛间的海湾上航行，他运载了沉重的枪支武器，战舰上挤满了杀气腾腾的兵士，这些兵士们的激情看起来只为一种纯粹的欲望而燃烧着（我猜想，基普有着帝国主义的理想）。船长弗兰克（F. R. W.）的船只停靠在他的南北岛屿之间。他的船显得更加和平宁静一些。我关注到他的船只的甲板上有一位小姐和一位德国绅士，这位先生提着手提皮包。这两个人确实是非同一般的文明人。不用怀疑，皮包里应该放着矿石样品和一本与黑人对话的方言词典。（我相信弗兰克以后会成为一名自由主义者）也许他会启程去营救被袭击的草棚，也许他会上岸，建设一个码头，并开始在岩石中采矿，补充他的银币。也许当地的土著居民会杀死并吃掉那位带包的绅士。这些都最终取决于弗兰克船长的决策。

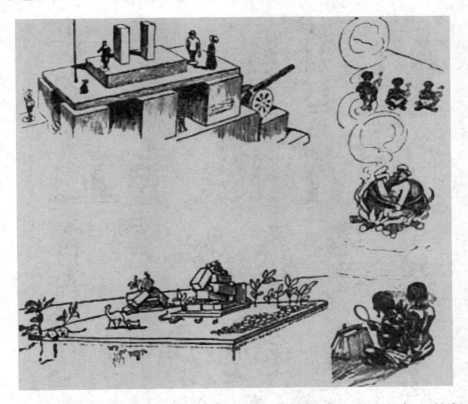

　　你可以看到游戏是如何开展的。我们下船登陆并改变岛上的很多事物，搭建新的建筑，也会改变已有的设施，在大头针上升起纸旗，征服当地居民，为这片土地赋予文明的祝福。我们会连续几天兴致勃勃地玩下去。最后，当我们感觉有些厌倦了，就会拿出硬毛刷，烧掉树丛，拆掉岛屿，把所有的士兵放进抽屉，然后将做岛屿的板材竖起来靠在墙边，收起所有的东西。等过了几天，我们有意愿了，也许我们又会开始着手玩一玩地板游戏了。

但是，每一次的游戏都和上一次的游戏不完全相同，从来都不重复。举例来说，这次可能是荒野岛，下次板材就做成了小山，而且，除非我们用粉笔划定出河流和湖泊的范围，否则这里就不会发现有一滴水的存在。不过，有了一个先例，其他的游戏就很容易理解了，接下来的部分，我将向您介绍我们设计和建设城镇的方式。

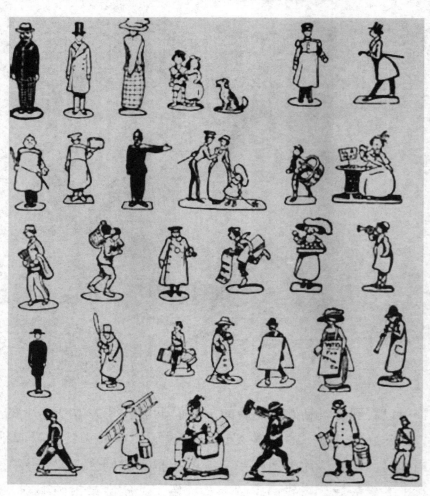

第三章

地板游戏之城市建筑

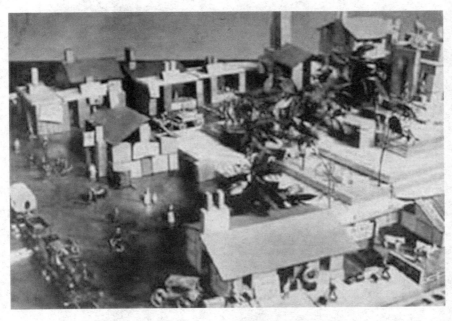

　　我们总是成双成对地建造城市，就像英国的伦敦市和维斯密斯特市这对城市，或者匈牙利多瑙河左岸的布达市和右岸的佩斯市一样。

――――――――

　　插图是美国城市沙漠莫伊全貌，主要展示的是樱桃旅店和购物区场景因为我们三人中总有两个人要当市长或者市政委员会的委员，所以这样的安排有助于本地居民的自由和幸福。而且，如果出现双方拥有共同的一段铁路轨道的情况，我们也有高明的办法。即，轨道必须平面铺设，并且转换器保持开放状态。这样做的好处是，如果任何一个人想开出一班直达列车，保证列车从己方的站台出发再回到始发站台，就不需要通过谈判或者办公区的其他人员介入协调了。一方的居民跑到了另一方的房间里，或者站立在了人家的开放空地上，都是不受欢迎的行为。如果遇到一方将另一方的居民击倒甚至是踩烂的极端行为，有时就需要事后道歉并做出解释。

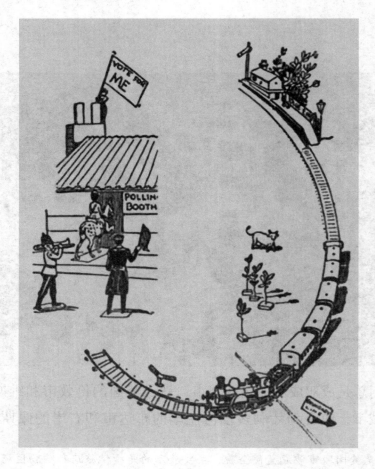

我们要么建设一对城市，或者在一个联合型的城市设置两个监管方，即红方和蓝方。我们仔细而谨慎地标记出双方的边界线。我们的居民对自己的居住地有着强烈的归属感和忠诚度，虽然他们容易走失，但他们很少超越那条细细的白色分界线跑到对方的地界上去。有时，我们也会举行市长的选举活动，这有些像人口普查，不过却有些不公平腐败，并且红方往往是胜利者。因为只有两条腿齐全，至少有一只胳膊的能够站立的居民才拥有选举权。选民可以骑在马上投票。虽然经过激烈讨论淘汰掉了有残疾的那部分居民，可是童子军、妇女和儿童依然没能获得投票权。祖鲁人、像东印度骑兵和美洲印第安人这种外国模样的居民也被剥夺了公民权。当然，那些无主的马匹和骆驼，也没有投票权。不过，大象从来不想在任何场合投票，它似乎不希望拥有这个特权，因为它通过点头就能足以影响公众舆论了。

为了更加清晰地说明这项游戏，我为其中的一次城市建筑拍摄了照片，放在这里作为插图使用。读者的右侧是红方的范围，包括了，大多数的山岗，山上建有一座城镇。一条铁路隧道从山中穿过，城镇上有一个隐蔽的动物园，一个市政大厅，一座博物馆（在最远处右手拐角的地方），一座教堂，一个步枪打靶场和一家商店。蓝方监管的区域有火车站，火车站附近有四家或五家商店、几户人家、一家旅馆，以及一座农场。我作为最高领主，从离教堂最近的两座商店之间为起点，开始画不规则的边界线，然后将边界线延伸到市政厅的门前，再一直画到了农场和靶场之间，将农场和靶场分割开来。最高领主也要制作山丘和隧道，并且要安排在哪里栽树。

我已经解释过山丘的类型了。山丘建造完毕，这时候我们还需要建造出湖泊或者供观赏的水域来。做出一块玻璃也很容易——比如取材于一个盒子的玻璃盖子，然后把它放在锡箔纸上。这样，水面上就很容易摆放那些透明的塑料海豹、天鹅和鸭子等一些普通常见的小动物了。用纸片做成的鱼儿贴在玻璃的下面，在旁边放置一个好奇的小孩久久地凝视着它们。在这种情形下，有时我们也会使用一块绿色的桌布，遮盖住山丘并做出山的褶皱。当然，这项游戏的一个最大的乐趣在于，各种各样的外来玩具物件的聪明搭配和组合。因此，搭配必须有智慧，否则你可能很快把整个形势带入一种支离破碎的混乱的状态中去。

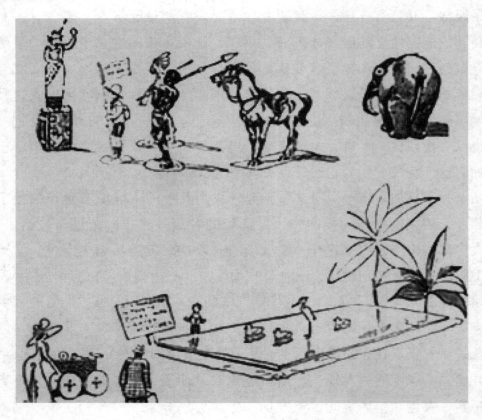

我已经为这个令人愉悦的地方拍摄了两张照片，一张从左侧向右取景拍摄，一张从右侧向左拍摄。我也许可以采用指导手册的语言风格来介绍它的主要特征。我还从火车站开始。我也已经为火车站拍摄了近景放大的照片。照片向来访的参观者们呈现出一个多姿多彩的有趣的场景。从盛放众多搬运工的盒子里取出的一位搬运工，推着装有轻便行李箱的搬运车，正在这里工作着。多位优秀的市民在站台前排

队等车：其中两名绅士，一名小姐和一个个子矮小但长相邪恶的小孩
特别引人注意；一个腿上有接缝的木头水手处于自我陶醉的状态，那
是一种我们今天难得一见的幸福。两只无辜的狗带着微微的蔑视对待
着水手的不理不睬。水手躺在身下的座椅，是某个玩具的碎片，我已
经忘记是什么材质的了。车站的钟表也是一个类似的破碎了的玩具的
一部分。我们发现，许多玩具在有了一些破损后变得更有用和耐用了。
此情此景蕴含着一个寓言故事——就像霍索恩（Hawthorne）曾经写在日
记里的故事一样（伟大的牧神潘，卧倒在河边的芦苇里，他正在做
什么？）

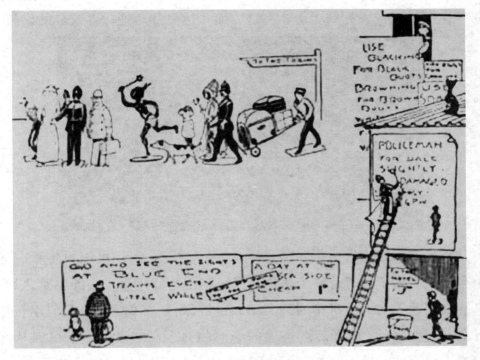

月台两端的栅栏是斗牛士这个游戏中用过的几块木头。在此，我
需要提示一下，这款游戏来自匈牙利，我认为，它是一款很精彩有教
育意义的与建筑物有关的游戏。同样地，我还得遗憾地告诉大家，那
个有关贾巴尔的头发颜色的露骨的，展示着头发的广告（照片中的头发

不是很明显）是由我儿子基普设计的。他命中注定要成为新生代的广告人。他浪费了大量的休闲时光，沉浸在虚构和绘制日常用品的广告中。他对那些生活中愉悦、漂亮、高贵的事物视而不见，只是专注于去学习和模仿广告牌上的文字。他和他的兄弟设计的报纸里几乎全部都是这些烦人的内容。您同样也能注意到，铁路隧道入口处的广告牌，时刻提醒着过往的旅客，金克斯牌的香皂（Jinks' Soap）的存在。毫无疑问，广告牌上那个长方形的物体，代表了一块携带者攻击性和侵略性的商品。动物园的门口张贴着显眼的海报，"动物园，收费两美分"；我们一眼就能看到，食品店里的卷心菜上贴着"快来购买"的广告。而弗兰克更喜欢光秃秃的墙面，在这方面，他更像是伦敦郡议会的议员。

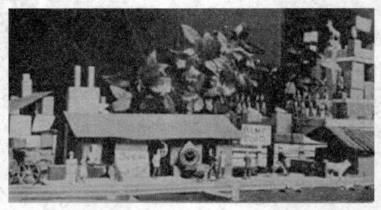

正如旅行指南上所提示的那样，"从车站返回"，可以再多看一眼乘客，这些人正在等待乘坐敞篷马车环绕游览的机会，一圈游览之后，又会在萎靡无力的状态中回到车站。也可以再"欣赏欣赏"我们用长宽各23厘米×11.5厘米砖块搭建的绝妙的月台。然后，我们可以从左侧进入村落的街道上。在我们去樱桃树客栈的路上，一辆公共马车（由一匹马牵引的旅客招待所的马车）正在等待着乘客；同时，我们还看到两名保姆，其中一名正在负责照料一个有着橡皮泥脑袋的孩子。旅店

插图展示的是蓝方监管下的火车站

房东的手指上贴了膏药，看上去很奇怪；他的手势用别针固定着。毫无疑问，看到众多的步枪士兵们朝着旅店的门口走来，就可以断定这里提供的茶点口碑好得令人羡慕。顺便提一句，酒店和车站以及那些私人房子一样，其屋顶都是由硬纸片搭建而成的。

　　这些坚硬的纸板屋顶是我们伟大的发明之一。我们花两便士买来一张厚而硬的纸，把它裁切成需要的大小。游戏结束后，我们把这些屋顶收放到书架上。带着折痕的屋顶下次还可以再被利用。

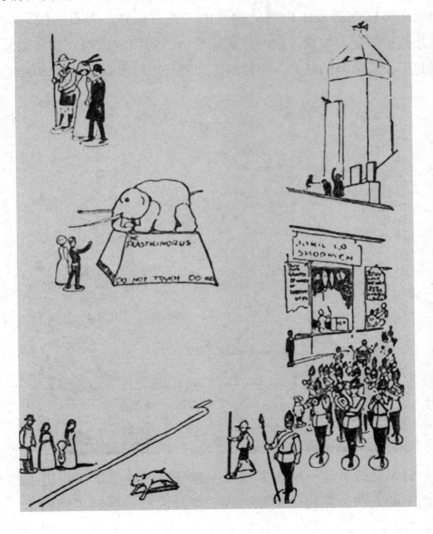

　　我们再回来接着说，我们路过了樱桃树客栈，抵制住了门口招待人员的盛情邀请，来到小镇的商业区。商店橱窗里的货品都是用橡皮泥手工捏制出来的。我们把肉和火腿称作"伍迪先生"，把卷心菜和胡萝卜称为"托德和他的兄弟们"，这是哲克（Jokil）有限公司的销售人员们每天都做的事。我们的店员必须戴上白色的头盔。街道上，男童子军们来来往往，过路的四轮马车发出咔哒咔哒的声音，大多数的成年人都在忙着做生意，穿着红色制服的乐队列成一纵队沿巷道走来。这生机勃勃的场面与以前游戏中出现的神秘的海洋、森林、岩石和漩涡有所不同。尤其是那座大教堂，它的建筑是典型的哥特式风格；这座教堂让我们想起了去莱茵河的路上，短暂游览鹿特丹市时参观过的很多的教堂。

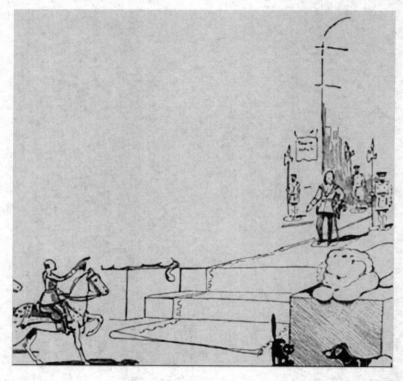

　　一名单独的男童子军在霍尔丹主教警觉的注意下，走进了教堂高台阶之上的入口。路过大教堂，我们继续前行，就到了博物馆。这座博物馆真的没有凭空夸耀，它的馆藏中包含珍贵的矿物标本，比如，贝壳——类似我们以前游戏的海滩上发现了巨大的贝壳，还有泰坦尼克号的颅骨——已经死亡的兔子和猫的头颅，和其他诸如此类的神奇藏品。好奇者可能会趴在地板上，从窗户处向内窥探。

旅行指南上写着，现在我们沿来时的路返回到商店，然后向左转，沿着山坡上的树木，攀登到山顶，那里修建了市政大厅。这座宏伟的建筑前矗立着一座巨大的岩羚羊雕塑作为装饰，这是德国文根地区的一位艺术家的作品。市政厅那建有城垛的屋顶，和曾用于监禁囚犯的地窖（入口在右侧台阶处）都有着自己的故事。它由城镇的护卫队守卫，护卫队的队员们都穿着有着悠久历史的王室警卫制服。

请注意红色的鹦鹉栖息在城垛上，它在动物园里过着平淡的生活。这只鹦鹉与我们前次玩群岛游戏见到的属同一种类型。再请注意，在下面，一只活泼的猫和狗不期而遇。宽宽的阶梯沿着山腰向下就到了蓝方监管的区域。阶梯两侧的俯卧抬头状的狮子是由橡皮泥捏制的。它们出自一位多才多艺的艺术家之手，他也是红方的现任市长，名叫基普（G. P. W.）。我们的摄影师及时捕捉到了这座城市历史上的一个幸福时刻，两名市长正在市政大楼前的门廊上进行会谈。蓝方的市长弗兰克（F. R. W.），身着海军上将的制服站立着，基普（G. P. W.）骑在马上（他的习惯是骑马）。城镇的护卫队在荣耀中列队行进。山丘的高处，多位音乐家（有点被树木遮蔽了）骑着灰色马匹，朝他们走来。

从市政大厅的前面穿过，向右转，我们就走到了动物园。在这里，我们放两个路过的市民：一位黑人绅士和一位女士。还有一个大男孩童子军，假设是他们的孩子。动物园由留着胡子的看门人守卫，我们走进园内，立刻注意到由三只狗组成的乐队正在表演。正如旅行指南上说的，"他们演奏着优美的音乐。"看起来好像这座城市的两个接受监管和保卫的区域，在使用乐器上丝毫没有受到限制。

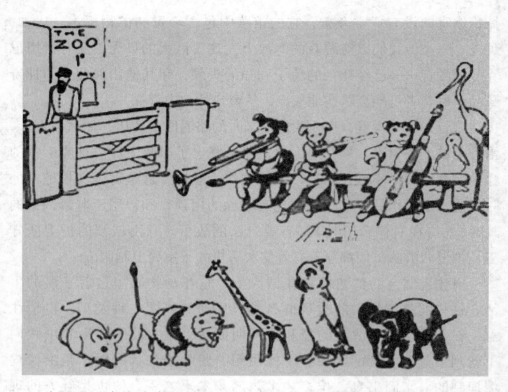

　　公园里一定有大象、骆驼（骆驼是我们自己制作的，所以数量相当多）和一只上次游戏里坐在洞口的熊，以及与熊同一个区域的山羊。这些山羊很温顺，在公园里无拘无束地奔跑。公园里还有侏儒象，难以形容和归类的呆板动物，和其他一些稀有动物。公园的守卫穿着制服，与火车站的卫兵和搬运工相同。我们缓步穿过动物园，向回走，顺着学校的射击场下山。我们看到射击场上战士们正在端枪射击。穿过旧农场的围场，这样我们又返回到了火车站。所见所闻都是那么令人满意。在我们的头脑中，这两个区域每一个都有自己的优点和吸引力。一辆用发条制动的火车咔嗒咔嗒地进站了，我们坐上自己的位子，有人为火车鸣笛或吹起口哨（发动机没有此功能），鸣笛的信号声打破了兴奋的时刻，然后火车开动，我们长时间地挥手，告别了这个带给我们身心愉悦的城市沙莫伊。

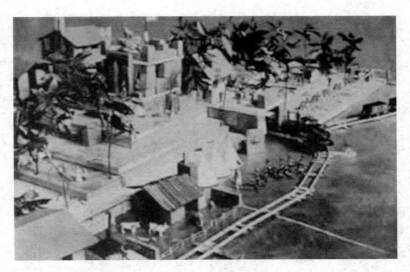

　　你现在看到我们是如何着手建设城镇以及城镇的精神面貌的。这个游戏要求在想象中成百次地设计计划，不断地增加和改变。你可以搭建画廊——喜欢画画的小男孩对此会很感兴趣，你也可以准备设计一座花园——这对很多聪明的小女孩有很大的吸引力。你的市政大厅也可以建成筑有防御工事的城堡；你也可以把整个城镇建在纸板上，做成威尼斯水城，各种船只在运河上行驶，大桥横跨着运河。我们过去曾经拥有很多耐用的平底纸板船，我们还曾经建设过码头。这些船只从码头出发，扬帆航行到遥远的地方甚至驶入花园，它们返航回来时，会带着大量的货物，例如，负载着用旱金莲茎充当的木材。我们还有用手套做成的麻袋和几个玩具吊车。我想，如果我们找一找，还能找到绝大多数的东西。有一次，刚刚玩罢这个游戏，带着新鲜感，我们就去码头上看看。这对我们来说，同样就像一场放大了的游戏一样。

　　在一个安静的角落里，我的一个儿子明显不赞成我的观点，但依然带着微弱的希望，渴望地说道："我说，爸爸，在有人来之前，我们就不能玩一会这些麻袋吗？"

___

　　插图展示的是阶梯式的山丘，山上建有市政大厅，山丘后面较远处是动物园

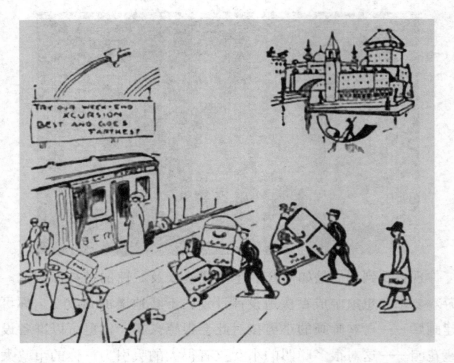

　　当然，城镇的设计和建设只完成了游戏的一半，然后你就可以计划事件了。因为这次我需要拍摄照片做插图来做详细的说明，所以与平常相比，我在布置和设计中使用和分享了更多的物品。把每一件物品都放在照片上是有必要的，这样就能防止灯光的背景有可能会遮挡一些树木，防止太多的类似的重叠的部分出现。拍摄结束后，一切就归于正常了。我离开学堂，在我返回的路上，我发现，一群正朝酒吧涌来的步兵，突然被命令召回，开始以沉闷的方式，训练有素地朝向火车站快速前进。大象从公园里逃脱，跑到了蓝方的守护领地上，一个军事巡逻队正在沿途搜索。原本分散的男童子军现在集中起来正接受检阅。基普（G. P. W.）已经拆除了哲克公司的商店，他正在河道的转弯处建造红方的驻扎营地，原来的哲克商店里的存货已经被转交到了邻近零售店的店主手里。接着，市政厅的仪式结束了，卫兵们也列队离开。基普（G. P. W.）于是拆除了打靶射击的场地，沿着山坡向上直到市政厅门口，搭建一条市内的分支铁路，铁路延伸到了动物园里。

这只是运输企业的开始阶段，小型铁路系统快速发展。一些简约风格的小型火车站如雨后春笋般地出现。它们是由火车票搭建而成的，大小一致，这样可以使得乘客的头部从中间穿过去，穿着它们就像墨西哥人穿着毯子一样。然后一组炮兵出现在商业区的主干道上，有人还在谈论着防御工事。假设野蛮的印第安人向左跨越平原袭击了这个城镇！命运就像未被打开的玩具抽屉，谁都不知道下一步会出现什么。

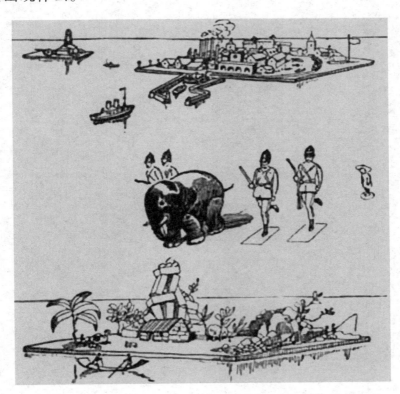

所以，在星期五的晚上之前，所有的一切都会继续下去。到了周五晚上，我们会捡起屋顶，把他们塞进书架，和书籍放在一起。小心地把发条装置的火车放进它们的盒子中，这些火车属于易碎物品，把士兵、市民和动物收藏到抽屉的嵌套格子里，又一次烧掉树枝——这次是甜月桂树的枝叶。伴随着迦太基城堡和尼尼微城市，阿兹特克帝国和罗马城，伊特鲁里亚艺术和克里特的宫殿，以及孩子们无数的策划方案和不断努力，游戏进入到了精疲力竭的状态；蓝方和红方经历了所有的愉快、悲伤、对抗和成功。游戏结束后，也许会带来一些收获——拓宽思维，增进理解；也许除了死亡的记忆之外，什么也没有留下。

第四章

索道、弹子塔楼、堡垒和战争游戏
（仅限于微型的战争游戏）

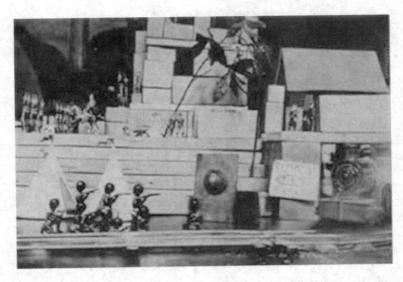

我已经为大家介绍了两款一般类型的地板游戏，而且这两种游戏恰恰也是使用我所描述的各种玩具，可以人为地激发想象力和令人愉悦的气氛的游戏。接下来，我会简略地向大家介绍有关地板、板材、

插图展示的是步枪射击学校（台阶上城镇的卫兵列队向两位市长表达敬意）

砖料、士兵和铁路系统的其他用途——包括为小男孩和小女孩"驱除邪恶灵魂"的五角星的用途。首先，还有一种游戏，我们称为索道的。有时候，群岛游戏停止后，多少让人头晕目眩，并且城镇建筑游戏对我们来说，太过于有规则、又无特别事件发生，比较难懂，可这时候，我们还想钻研点什么，于是我们就会说："让我们来制作索道吧。我们可以做一个索道，超过以往完成的水平，这次我们让索道不断向高处伸展，一直到桌面。"于是，我们开始讨论为何不能设计山区铁道呢。所以，单单一个名称，就开始让人振奋起来了。山区铁路让我们想起了去瑞士文根那段难忘的时光，那里环绕山腰进出的道路——那样的泥泞、那样的大雪和阳光，都是以前我们不曾见过的。因此，我们决

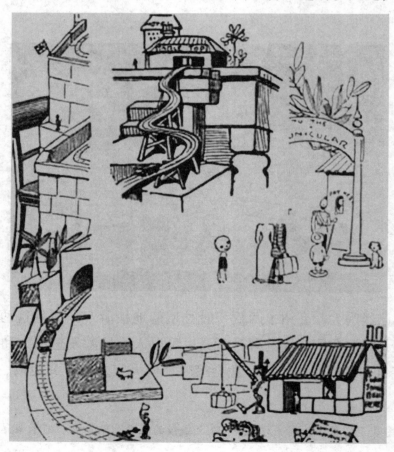

定设计一个山区铁路。到目前为止，我们还不曾将它升高到桌面上，但是我们以后某一天能做到。那一次，我们将一个站台建在了纸板平台上，另一个站台建在地板上，两个站点都配有转轨和侧线。

山区铁路如果设计得当，会带来特别的快乐。一辆负载的车厢将会从铁路系统的顶端一路全速俯冲下来，一直到底——我们不使用玩具火车，因为这样的游戏对这种精巧脆弱、体积庞大的设备来说太过粗暴了。顺利走完这条路，取决于你对转换器的巧妙设置。然后，这里还有一个巧妙地特别的发明——你可以用电动车把负载的车厢带回到顶端。

你可能会问，什么是电动车。电动车几乎是我们其中某个人很意外和偶然的发现，电动车这个名字也算名副其实。它实际是玩具火车的一部分。一辆玩具火车看起来好像报废不能再玩了，但是它依然还可以物尽其用。

你可能知道玩具火车大概是什么样子的。一般的火车机车外观包括烟囱、减震器、驾驶室和其他部分。毫无疑问，火车头的各部分设计得都很漂亮，但是他们有一定质量，所以不利于爬坡。有时候，火车头的发条装置出现故障，整个火车头只能报废，不能再用了；但是，有时候，只不过是外观受损——比如，烟囱弯曲或者车身扭曲。现在，你拆除这些部分，看呐！你现在只剩下光秃秃的发条装置安在车轮上，一个带着十足能量的机器，就像没有躯体的灵魂，展示着一种金属的粗犷和疯狂。这就是为什么两个小家伙立刻就懂什么是电动车，在它被剥离开的那一刻就喜欢上这个装置的原因。

那时，我们准备好椅子、箱子和砖块，熟练巧妙地规划好纵坡线，减缓坡度下降的幅度。因为担心下降中的货车和车厢会跳出轨道，所以轨道的弯曲处需要细心地链接好。第一次，我们先从轨道顶端放一只空货车进行下坡实验，第二次再放负载了砖块和小锡兵们的货车小坡，然后放电动车下坡；之后，动力十足的电动车带着一种野蛮的感觉和飕飕的响声将货车从下向上推向轨道顶端，这种情境让我们非常满足和愉悦。我们在铁路线上会设置道岔，使得每一个道岔都是一个水平的交叉点，刚好能够避免交叉点处经常发生的碰撞事故。并且，多条轨道线之间彼此交叉，不断穿梭着隧道。

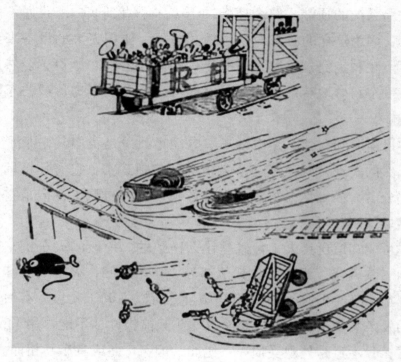

另外，弹子塔楼是一种令我们得意的建筑。我们设计出了迂回倾斜的弹子轨道。一个弹子从塔顶穿过错综复杂的路线，不断上下台阶，几乎没有停止，突然从黑暗的地方奔出，再快速穿过一个卡片桥，我不知道，为什么这个过程那么好玩和有趣。这就是弹子塔楼游戏，我们经常玩的一项游戏。

城堡是由砖块、纸板炮楼、卡片材质的铁闸门、活动吊桥和护城河组成的，它们仅仅是一种专用的城市建筑，建造城堡是因为我们有

插图展示的是一种非常好用的小电动车，它是由发条老鼠改装的

一盒穿盔甲的军人。如果玩具兵制造商能生产各种人类，我们就可以重建各个历史时期的城堡。但是，正如我所抱怨的，目前他们仅能提供战斗人员。有关战争游戏，我要么大写特写，要么就一字不提。现在，我对此保持缄默。或许有一天，我会写一本有关战争游戏的伟大的书，并谈一谈长期作战和发起战争的战略和战术。在这，我只想向您介绍使用地板能玩出的一般性的娱乐游戏，并有效地帮助玩具制造商在工作上有所提升和改善。以上我说了这么多，我认为，我做到了。如果哪天做父母和当叔叔的买到更明智的游戏玩具，对于我来说，就不算虚度此生了。

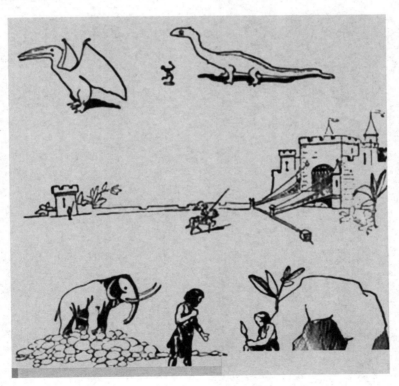

第二篇

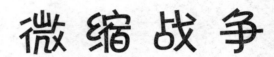

微缩战争

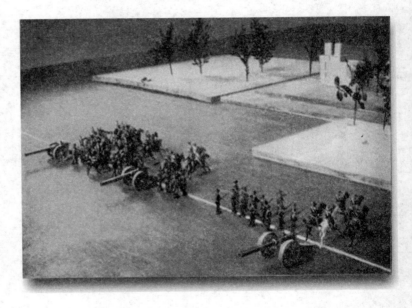

第一章

过 往 传 奇

　　"微缩战争"是社会地位低微的人玩耍的一款国王游戏。它很适合12～150岁各年龄阶段的男性——甚至后来，那些四肢保持足够柔软的优秀女孩和少数有天赋的妇女也很喜欢它。这本书将成为微缩战争自开发至今的最完整的历史记录，不仅会介绍如何设置微缩战争，还会为趴在地板上的战略家们准备最有价值的各种类别的注意事项。

　　在这里，我首先需要顺带介绍一下最古老的"微缩战争"游戏。虽然并没有什么新鲜和新奇的东西，不过，一个经受过时间检验的事物，它本质里的古老和成熟的要素，就像泉水一般，历久弥新。在安妮女王时代（1665～1714），某个花园里的拿破仑就在玩微缩战争；英国的小说大师劳伦斯·斯特恩（Laurence Sterne）（1713～1766）在《绅士特里斯舛·项狄的生平与见解》一书中曾对这项游戏有过不完全的记录，很显然，书中的托比叔父和下士特里姆玩耍的微缩战争游戏，在其规模、精细化以及丰富和完美程度上明显超过了同一时代的游戏水平。大幕拉开才能让我们魂牵梦绕。我几乎不敢相信，世界上的某个地方记录有项狄家的游戏规则，我猜，它们从来就没有被书写在纸面上过。

从古至今，某种野蛮的军事行动是由锡、铅和木头制作的士兵使用野外武器、弹弓、橡皮圈吊袜带、玩具枪、橡皮球等诸如此类的器械发动的——纯粹的人员的调动和被击倒，那是一种马口铁谋杀。文明的进步席卷了游戏室里的这种粗鲁竞争，所以现在的我们对此所知不多。

第二章

近代微缩战争的起源

正如我们所知，微缩战争可能始于弹簧后膛炮的发明。这个男孩时代珍贵的礼物出现在 19 世纪末的某个时间。这种炮能够在 8 米远的位置上，袭击玩具兵，十发九中。它完全取代了所有的螺旋弹簧和其他迄今为止在游戏室战争中使用的枪炮。后膛炮有不同的大小和样式，我们的游戏中使用的一种在英国被称为"4'7"的火炮。这种火炮有约 2.54 厘米长的木制炮筒，和一个调整仰角和减缓速度的螺丝。总而言之，这是一款非常简洁的武器。

当拥有了一门这样的火炮后，我们开始了战争游戏，那时我们住在英格兰的桑盖特。

我曾经和一位朋友在一个房间里共进午餐——在此，我暂时以他的名字的首写字母 J. K. J 来称呼他。那个房间里还保留有一些小男孩玩过的游戏道具，临近我们座位的一个桌子上放着 4 ~ 5 个士兵和 1 门火炮。J. K. J 先生仓促进餐，迅速喝完咖啡，拉了一把椅子放在小桌旁边。然后，他坐下，开始仔细检查那门火炮，小心翼翼地装载弹药，瞄准士兵，射击，击中了士兵。于是，他开始自夸自己的身手，并带着对胜利的渴望向我发出挑战。

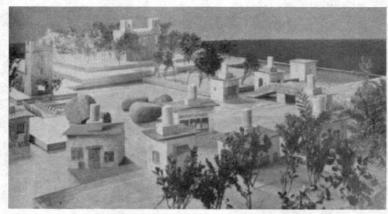

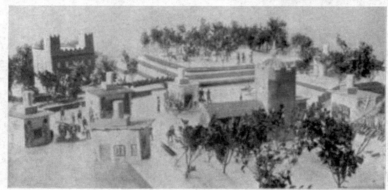

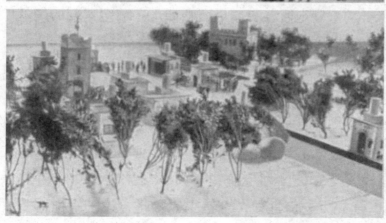

本页插图展示的是备战中的城邦（室内）

那天，他打响了第一炮。现在炮声还依然在世界的上空回响着。一个可以与瓦尔密战役的炮声相媲美的事件，我们称之为桑盖特的炮声，发生了。发生在相互对立的士兵之间的射击，虽然其精神本质上没什么不同，但是这次从使用弹射器和吊袜带的古老战争中过渡了，所以结果上却是如此不同！我提议说："假设，假设用某种方式我们可以移动士兵！"于是，一个好战的新世界出现了。

J. K. J. 先生没有进一步推进自己的想法，但是这颗种子开始在一段时间里积蓄力量，等遇到另一个朋友 W. 先生时，这颗种子开始发芽了。我向 W. 先生谈起自己的设想："我认为，如果可以在地板上设置一些障碍，比如用大英百科全书或者类似的物品搭建一个城镇，士兵和枪炮可以在四周移动，我们就能有一个相当不错的游戏，类似于军棋的游戏。"

最初实现设想的尝试被女访客们的一声唠叨打断了。她们带着轻蔑的态度对待地板上这些运用想象力创造出来的玩具物件。

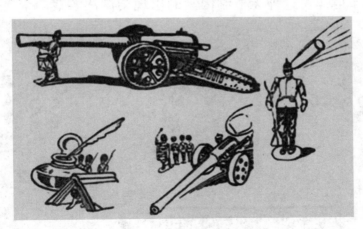

不过，那时，我曾有一位非常要好的朋友。这位朋友体弱多病不能胜任远途旅行和剧烈运动，可是，他的性格友善温顺、风趣幽默，充满了娱乐精神。我和他一起发展了最初的想法，并且颇有成效。我们两人拥有 2 组玩具兵的兵力，将一块块如百科全书一般厚的陆地摆放在地板上，就可以开始游戏了。我们达成协议，交替移动：第一个人先移动他所有的兵力，然后第二个人再移动他的兵力；在每一次移动中，步兵只能行进一步，骑兵行进71厘米，火炮可以行进71厘米，并可以射击6次；如果一个人移动到了另一个人的位置上，两人相遇，我们就会用掷硬币的方式决定哪个人阵亡。这样，我们就设计出了一款游戏，虽然不是最好的，但是1~2个人玩耍，经常能让人乐在其中，具有消遣娱乐的功能。

士兵在硕大体积的庇护所下方集结，几乎同一时间，每一门大炮在它们自身精神的鼓舞下都很警觉灵活，随时会砰一声射向任何一颗暴露在外的头颅，或者正在小心翼翼地移动，伺机寻找着射击的机会。偶尔，双方的士兵遭遇到了一起，这是一个明显的决出胜负的信号。鲁莽的人往往会将自己的生命交付给旋转的硬币。一名骑士连续射杀了9个士兵，反败为胜，极度激怒了对方的战略者，因为他为那些遇难者带来了厄运。这种无节制因素的出现会淘汰游戏。个人使用枪炮

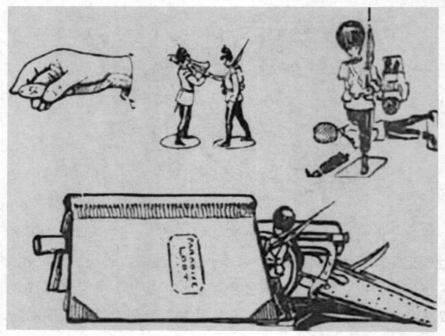

的自由将战争演变成了蹲伏藏匿的丑行。游戏中有很多使用书籍搭建的覆盖物，以及大量的等待玩家瞄准的间歇时间。再加上诸如此类其他的不尽如人意的情况，总之，这个游戏急需改进。

对游戏的改进几乎可以同时在几个方向上进行。首先，可以改善的是城邦。士兵在普通的地毯上站立不稳，用大百科全书做成的悬崖，显得笨拙，像个盖子。更特别的是房间里，游戏在一开始，就被打电话的、外国人、穿着拖地长裙走路发出飒飒风声的女人、喋喋不休饶舌的人所侵扰。而且，两个中年男人趴在地板上与玩具兵一起游戏，不仅热情投入还异常兴奋，给这些人留下了非常不舒服却又深刻的印象。楼上的房间就是育儿室，有着宽大而光滑的软木地毯（是放置玩具兵最好的自然地面），还备有一大箱子的砖料，就像我在地板游戏里介绍的那种——和一些大尺寸的厚板材。

家长驱逐他的孩子，是一件很容易完成的任务。这一优势带来的附加好处是，家长在育儿室里可以开始着手规划一个更加现实逼真的城镇（我忘记了孩子们）。厚厚的板材被一块摞一块，堆成小山；这些板材都钻上了孔洞，在孔洞里插上了形态各异的灌木林的细枝叶代表树木；再使用砖料搭建房屋、棚子和高墙[实心结实的木桩从（7.62～17.78 厘米）高，有着相应比例的宽度]；池塘、沼泽和河流等诸如此类需要标示的场地，也用粉笔画在了地板上；花园里的石头被我们拿来代表巨大的岩石，至少在我们完美的战争游戏里，这个城镇是存在的。我们发现，很容易就能做到剪切、弯曲和黏合纸和纸板，把砖料包裹进去，在其外壁上就可以绘制门窗、爬山虎、雨水管道等的图案，用这种更加现实的方式来代表房屋、城堡和教堂。并且，随着手工技术的日臻娴熟，我们制作了各种各样的桥梁和诸如此类的卡片建筑。曾经组合过村落模型的男孩子们都知道如何去做这件事，细心的读者也能从书中的插图中看到代表性的图案，受到启发。

从那时开始，城邦的布置几乎就没有什么新的发展了。书中的插

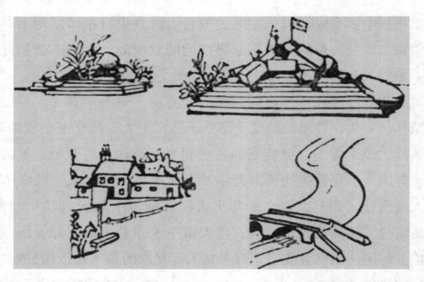

图显示了城邦设置的方式，读者从中可以看到，如何简单快速地摆设出尽可能多样的战场我在这只是想说明，太过拥挤的城镇会使得火炮没有用武之地，只会导致树木与树木之间或者挨家挨户的争夺。如果中间设有宽阔的开放地带或者河流不能经常见到浅滩和桥梁，也会让连续的炮轰失去作用。因为任何前进都有危险，所以多一些掩体会更好。我们商定一方玩家设计并展示出城邦，另一方玩家决定他的开始方位。现如今，我们在铺着软木地毯的教室里重新玩起这样的城邦地形，当然，这里不会有主人的逐客令，也很少有那些高声的恼人的唠叨，但是在游戏的操作中需要更加负责任。

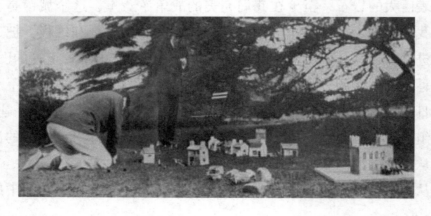

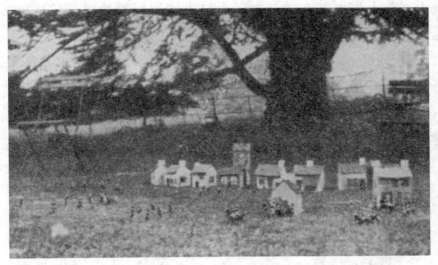

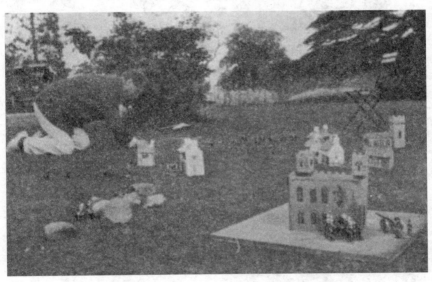

　　我们发现有必要制定一定的规则。为了避免混乱局势的发生，房屋和棚式建筑物必须由实心的砖料搭建，不能用中空的材料，要保证士兵能够进驻其中。另一个明显必须要设置的规则是，通过用粉笔画

───────────

　　本页插图展示的是户外战争游戏

出被干扰的士兵所站立的地板、板材上的房屋或地域的轮廓的方式，为他们的复位做准备。

于是，我们就这样完善了城邦的设置，同时还消除了各种单调乏味有争议的可能情况以及游戏中出现的博弈僵局。我们认为，人人都是一样的勇敢和技术娴熟，当对立双方的 2 个人走近彼此时，他们不可避免地会相互残杀。这是一个恢复战略优势的机会。

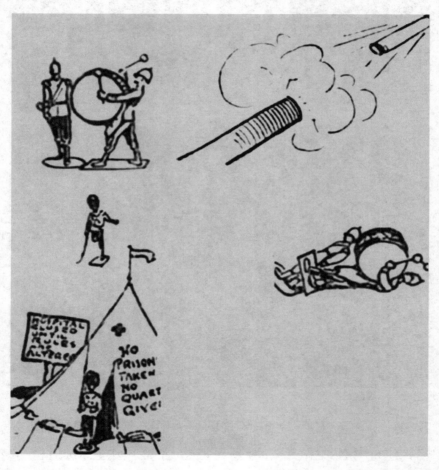

然后，我们开始将野蛮而吓人的火炮拟人化，我们规定，如果距离火炮 15 厘米之内，不足 6 名士兵——后来数量降低到 4 名，那么火炮就不能开火射击。并且，我们还规定，火炮在前进移动中，不能同

时射击开火：火炮可以选择射击状态或者移动状态（或者独自离开）。如果出现，在火炮的15厘米距离内少于6人的情况，那么，我们允许开炮射击次数和人数相同，并且，我们允许其中一个人移动火炮，根据规则，如果是步兵移火炮，他可以同火炮一起移动30.5厘米远，如果是骑兵，可以移动61厘米远。我们一并取消了单门炮独自移动（61厘米）的神奇化的自由。然后，按照以上的规则，我们实验了几场游戏，我的儿子们比较感兴趣，不过还不是完全满意。游戏中我们没有设置战俘——这一点立刻会让人感觉游戏的野蛮粗俗和不可信。因为我们在开炮射击时充满了极度的担忧，需要长时间思考，这导致了很难进入到决定性的结束时刻，所以战争状况会徘徊对峙很长时间。因为火炮在游戏中占据了主导地位，它们妨碍了真正的进攻的实现。如果对手亮出了足够多的匕首或刺刀的尖端，火炮会促使胆小的玩家将他的所有士兵藏匿在山丘和房子的背后，躲在远处不断地开炮射击。布洛赫（Bloch）先生似乎要证明，微缩战争的游戏已经变得不可行。从一个独居的鼓手的视角来看，游戏里的一些东西甚至还有那么一些荒唐和无理性，比如允许出现带着火炮扬长而去的行为。

尽管如此，我们却认为，这种游戏里蕴涵着聪明智慧，相当独特，于是我们决定加快游戏的进程。——并且，这里有热衷于第一次世界大战中的南非战场的M先生和他的兄弟M船长，他们的加入对这一工作帮助很大。显然，火炮的数量必须降低到可控的数目，我们将每一次移动射击的数量降低到4次，并且有4个士兵在火炮的15厘米射程之内，才可以发挥作用，有射击的动作。如果不够4个人，火炮既不能开火也不能移动，即它不能发挥作用。如果火炮移动，4个士兵必须与之一起移动。此外，我们规定，在射击之后，躲在一所房子后面抵抗的人应该阵亡，火炮应该保持原状，高度和仰角不变，依然指向其最后发射和炮击的方向，并且要在炮的尾部两侧各安置一个人。这样保证隐蔽和受庇护的炮手能够有一定程度的暴露，使得永远完全安全地用射击来解决问题的方式变得不再可能。以上所有的规定都倾向于双方发起进攻，从而使得游戏充满活力，变得热闹。

接下来，我们通过明确和固定每一次移动的时间限制，来消除由于火炮长时间精心而复杂的瞄准导致的冗长单调的等待。第一次，我们做了一个外部的时间限制，10分钟。后来，我们发现，这样的设置使得游戏更加好战，把时间缩短到了勉强够一个移动缓慢的玩家完成他所有人员的挪移和火炮射击的长度。这也导致了小身材的士兵经常滞后被落在后面，从而出现不小心暴露，然后匆忙但不准确射击的情况，并且只有重要的人物才期待速战速决和充满激情的真实战斗。这样的设置也使得游戏更加活跃。我们同样对一个人完成移动，另一个人开始移动之间的调整和思考时间做了规定，有时是4分钟，有时是5分钟。这一规定使得游戏离国际象棋的规则越来越远，更接近于现实战役。总之，战役一旦开始，双方的间歇时间必须简短有限制（但一开始，我们就为规划预留了足够多的时间）。

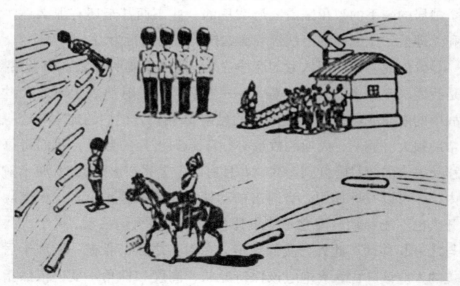

在计时方面，如果我们能够抓住家里的一位访客，会邀请他用秒表来帮忙计时。如果没有客人帮忙，我们使用一个大小合适的二手钟表用

于计时。玩家只有在听到"开始"的口令后才能移动，并且计时的人或者钟表要在最后的 2 分钟、最后 1 分钟，最后 30 秒时发出提示。不过，我认为，找到一个便宜计时器不是很难的事情。当然，因为人们不会要求时间像格林威治秒针那么精准——不需要有时针，只需要有分钟和秒针，能够每分钟发出"呼"一声提示，在移动结束时发出警示铃声即可。如此，计时时间里就不会感觉单调无聊，你只需要旁观战斗就可以了。

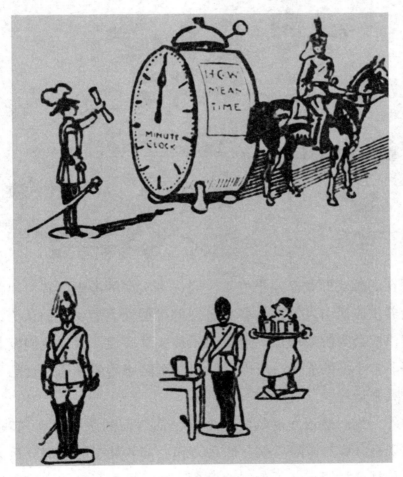

除此之外，我们期待着将游戏推向高潮，决定不在结束时战斗，而是在某些具有决定性的节点上战斗。我们发现，如果一方队伍的 3

个士兵来到了对方领土的后防线上，那么这一行动将是决定战役的战略性步骤，游戏就很好玩了。自从我们基本放弃旧有的战斗结束模式后，就开始采用这种形式了。我们发现，这样的玩法只能形成一种形式的战役，即在对手的防线上大规模集中的突袭，而且我们设置的时间限制、俘虏等诸如此类的规则，已经消除了大部分的游戏结束阻碍。

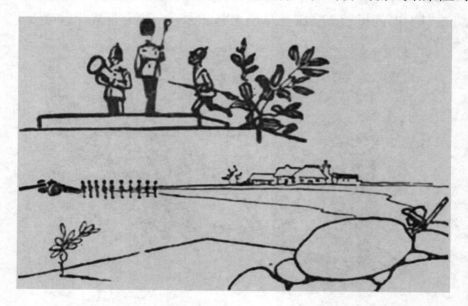

现在的游戏形式已经很好了。经过多次斟酌考虑，有关通常的弹药或给养供应而引发混乱的各种各样的可能性之后，我们认为，弹药或给养供应会为游戏增加一点点的乐趣或真实性。因为我们发起的战役都是非常小型的战斗，所以可以假设军队所需的弹药和食品均由自己的士兵来运输。

另外，我们最近发展的游戏方向是面对面的杀戮或者捕获俘虏。我们发现有必要对被隔离孤立的兵力和大部队其中的一部分兵力做出区分。并且，我们定义了孤立的概念。经过了相当多的实验之后，我们规定，如果一个人或者一个小分队，它的人数少于自己一方移动兵力的一半时，就被认为是孤立兵力。在现实的文明战役中，这样的小分队不会集体牺牲，一个大规模的部队就能毫不费力地捕获他们。举例来说，我们规定，如果蓝方军队有一个人或多个人被孤立，而红方被孤立的小分队兵力至少是蓝方的 2 倍，双方相遇，那么蓝方人员会被认为是俘虏。

　　这样的规定貌似是公平的，但在这里，好像任何一小撮兵力都可能会被孤立，然后被优势兵力捕获，只能等待成为俘虏，却不能冲向对方，与之面对面地进行厮杀，这对于充满了勇气和奉献精神的小铅兵们是多么绝望啊。显然，允许以上情形的出现是不合理的，在考虑如何更好地防止这种不近人情的英雄行为时，我们想起了另一个在战斗中频繁发生的事件，也同样是错到难以置信，并且对我们的战略具有破坏作用。我这是在控诉处于火炮位置，要摧毁它的 1～2 个被孤立的骑兵。我以下面的事件为例进行详细解说。一支由 10 个步兵、5 个骑兵和 1 门火炮组成的部队，正在一个暴露的空间撤退。另一方 30 名兵力，包括骑兵和步兵，以一个山丘顶峰的位置作为支持下，在距离撤退的骑兵 61 厘米的距离内向其开火。在追击敌人的过程中，进攻一方的玩家，在他的火炮 15 厘米范围内布置了 8 个兵力，并将他余下的兵力布置在更远一些的地方，分布在左侧和右侧。在真实的战役中，骑兵会带着火炮飞快地撤退到掩体下，而步兵会分散开，边开火边撤退。不过，让我们看看微缩战争这种不完美的形式下会发生什么吧。撤退一方的玩家可以移动了。他并不是撤走全部兵力，而是带着他的骑兵亡命徒，杀死了对方安置在火炮周围的 8 个士兵中的 5 个，这样

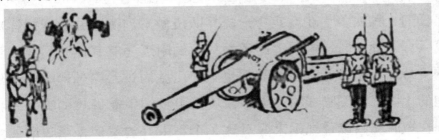

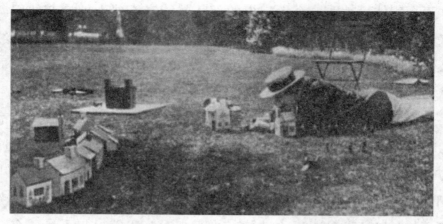

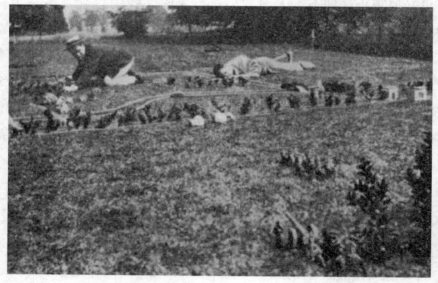

一来，撤退方利用规则就让火炮消声了，从而获得了余下的小队兵力能够毫发无损地以每次30.5厘米的速度从容撤退到掩体的机会。这不像是任何一种战争。在现实中，骑兵队伍做不到挑选并杀死同样数量的骑兵，与此同时，这同等的骑兵兵力的附近还有其他骑兵或步兵部队的支持。一小撮低阶层的骑兵也不能飞驰而过，穿过持续而猛烈的火炮的火力，砍倒瞄准的火炮手，从而阻止和中断进攻的火力。我们发现在短时间内设置规则来应对这2个不太好的案例，预防诸如此类的不光彩的事件发生有点困难。不过，我们最终还是设法这样做了。我们发明了自称为近战的玩法，并且你可以在随后的章节中看到我们修订过的近战状态下的游戏规则。修订后的规则确实是允许朝向遭遇战方向发展的双方兵力白刃相向的类似真实效果的出现，并且取消了普布里乌斯·豪拉提乌斯·科克莱斯（Horatius Cocles）式的，在罗马围城战里一人坚守桥梁抵抗敌军的个人英雄行为。

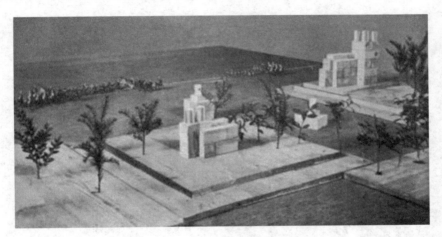

　　我们也同样发现缴获一门大炮依然困难重重。起初我们只提供了一个规则，即如果大炮不处于射击状态，并且15厘米半径范围内，对立方有4个兵力的布置，大炮就可以被对方缴获了。不过，在一些案例中，我们发现，这一规则有些不清晰。比如，一门大炮在15厘米范围内只有3名兵力的设置，这门大炮就算失效状态，敌方立刻会在另一边，距离其15厘米内进驻8~10名强壮的兵力，但是并没有真正地接近大炮。接下来原来拥有大炮的部队，就会在15厘米范围内布置上6个兵力，那么这门大炮到底应该如何归属呢？根据最初的游戏规则，这门大炮应该属于进攻这一方，虽然他们没能真正地接触到炮体，不过他们有权要求大炮恢复到它最初的方位。我们不得不面对一些诸如

插图展示的是胡克农场战役

此类的状况。因此，通过对"捕获武力"做出要求，我们有了应对之策，确切地说，即对立方的4个兵力需要越过火炮的车轴线，才能缴获这门大炮。

火炮从作为开炮的武器到用于做掩护的掩体，与之有关联的林林总总有不少的小困难出现。当火炮作为掩体使用时，我们制定了详细的规则来禁止倾斜火炮的发射炮筒和升起炮体的车轮。

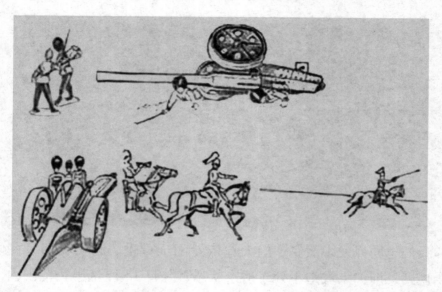

我们依然发现很难将一个效仿的规则引入到游戏中，因为在近战中撤退或投降的人不能真正地被俘虏。虽然按照规则，撤退或投降都是可以接受的，但没有人会这样做，因为没有任何诱因来做这样的举动。游戏总是倾向于伴随着最后一个人的死亡或者被捕而结束。所以，有必要设置游戏的刺激点。我们人为地做了设置，规定游戏的目标并非为了玩乐，而是为了得分，每一场游戏的结果都有相应的分数，分数累加决定战役的胜负。我们发起的战役是两人对抗的无声的游戏，我们每发动一场战役，会得100分。根据我们想玩的游戏的数量，我们决定在200个、300个、400个或更多的点上结束战斗。并且，游戏里，每一个步兵1分，每一个骑兵1.5分，一门大炮10分，被敌方俘房的士兵 0.5 分，游戏结束时每保留一个战俘 0.5 分，再减去对手同样规模的得分。因此，当一方觉得这场战斗败局已定，无可救药时，为了尽可能得降低对他不利的分数，他就有了一个直接的动机，撤退他仍可保留的所有火炮，投降处于胜利者的炮火攻击下和有可能被屠杀的所有士兵。并且，玩家有兴趣关注于熟练地撤退行动，因为在撤退中，失败者不仅为自己积蓄了分值，还给追击中的敌人造成了损失。

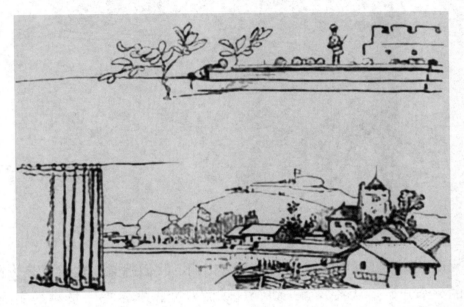

起初，我们开始游戏时，双方玩家的兵力都在对方的视线内。后来，我们发现，可以在双方领地的中央线上方拉一条绳子，用绳子悬挂上双层窗帘。（在双方布置兵力时，窗帘屏蔽彼此）等两方都布置好自己的兵力后，才拉开窗帘。如果没有这层幕布，我们发现，第一位玩家严重不占优势，因为他的对手在布置兵力之前就已经对他的布局清晰了解了。

最后，我们的规则基本固定了下来。我们现在带着那些在杰出事业里历经苦难达到精准水平的人们的那种高尚而骄傲的心态来看待它们。在这个世界上，不存在建设性的法则，也不存在试图解决一个复杂问题的闭门造车，所以我们不认为，从这个显而易见简单且孩子气的骑兵地板游戏里，因为我们努力而慷慨地付出，就能收获正确的结果。

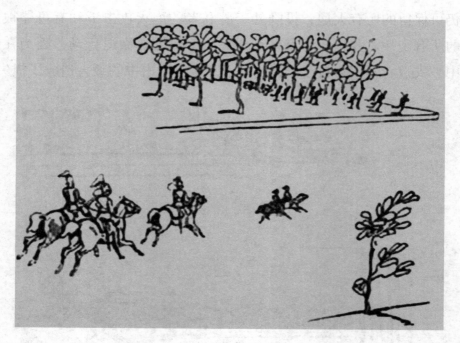

所以，游戏规则完成，战斗开始打响，我们感觉，这仅仅是大战役的一个开始。从各方面来讲，这场游戏变得非常像一场小的实战。制定完计划，迅速勘测地形，之后窗帘紧闭，对立的双方开始他们首次亮相的战略布局。然后，窗帘被拉回来，敌对势力进入了对方的视线；连队、中队和排炮被安排在了合适的位置上，步兵分散在长距离的防线上，骑兵部队在保护区待命，或者携带火炮，骑马奔向有利的前沿阵地。

2～3步移动后，火炮开始闪烁射击了，一场骑兵近战正在形成的过程中，进攻的意图多多少少开始显现。一群人从木质的掩体中冲出来，把守和保护几处有利的地形，并且大部队在农庄建筑间集结，正在准备着一场更猛烈的进攻。战斗围绕着几个关键点不断升温。兵力迅速持续地移动着。一方意识到他的部队寡不敌众，被外力强硬压制在了一处，却无力切断那里，并且他的火炮放错了位置，兵力的两翼太过于分散，援助只能越过某个致命的射击目标区才能到达。他知道自己犯了令人作呕的错误。

战斗就这样进展着。火炮要么失散要么被缴获，山丘和村庄要么被猛烈的进攻之后迅速被占领，要么依然被坚固地守卫着；突然战局变得清晰，胜负已定，不可能再发生逆转，失败的一方除了设法保证他的部队到达后防线和确保他的指挥部残余部队的安全，什么也做不了了。

第三章

游 戏 规 则

在我介绍真实的战斗和战役之前，请允许先向诸位说明最基本的规则。以下内容是我们在普通的房间里游戏时所使用的完整的战斗游戏规则。

1. 城邦

（1）一座城邦必须由一位玩家来设置安排，这位玩家由双方抛硬币来决定，不用其他任何的协商和协议。

（2）另一个玩家应该选择城邦区域的某个方向，他从这个方向发起战斗。

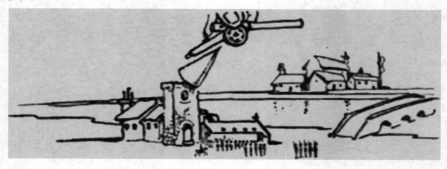

（3）每一次移动必须尽可能少地干扰到城邦。城邦中的任何事物都不得被移动，需要细致周到的预留空间方便火炮的发射。如果对手反对，则禁止一方玩家为了镇压和妨碍的目的而横亘整个城邦，在移动结束后，任何被无意间移动的物体都应该被替换掉。

2. 移动

（1）城邦布置完成，双方各选定一侧领地，然后（直到那时）玩家才可以投掷硬币来决定第一次移动。

（2）如果没有窗帘幕布用以遮挡，掷硬币猜对的一方，在游戏中被称为一号玩家，接下来他就可以选择在他的后防线安排他的兵力。他可以在后防线的前方或后方安置任何一个兵力，这些兵力在随后的移动中称为一个整体，就像触动后防线的最近的点。如果这里有窗帘幕布作为遮挡，一号玩家和二号玩家可以同时布置兵力。双方在布置兵力时没有时间限制，当他们准备妥当，窗帘才被拉开，然后游戏开始。

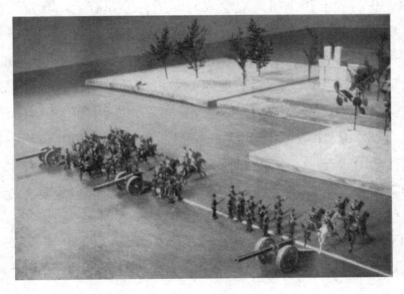

插图展示的是蓝色军队近景

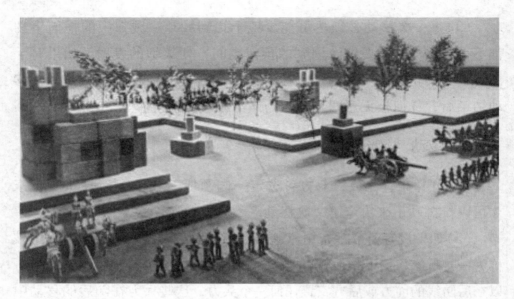

（3）幕布拉开，游戏开始，随后发生的兵力移动动作是计时的。每一次移动的时间长度由部队的规模决定。大约 1 分钟的时间应该允许移动 30 名战士和 1 门火炮。因此，一名玩家在 7 分钟的时间里移动一个由 110 名战士和 3 门火炮组成的队伍，绰绰有余。玩家可以达成协议，随着战斗的进行，一些士兵会被击毙，移动的时间可以相应缩减。需要移动兵力的玩家必须先站立在离他的后防线 0.9 米远的地方，等到计时人员说"开始"，然后他才能做出移动的动作，直到规定的时间用完。当计时人员喊出"时间到"，他就必须立即停止动作。计时员会在结束前 2 分钟、1 分钟、30 秒的时刻上，给予提示。在下一次移动前，即 2 次移动中间会有一段间歇时间。在这期间，城邦区域内任何被扰乱的部分都会被重新安排，并且不小心被撞倒士兵人偶也需要态度平和地放回原位。经过双方协商，此间隔不得超过 4~5 分钟。

（4）在一号玩家第二次移动之前，火炮不能射击开火——"瞄准"动作不被当做移动动作。所以，先是一号玩家瞄准，然后是二号玩家

插图展示的是双方军队第一次移动后的位置

瞄准，然后一号玩家移动，二号玩家再移动。然后双方的兵力开始进入到彼此的有效射程，如果一号玩家愿意，他可以开炮。

（5）玩家在移动士兵之前，必须先移动火炮或先射击开火。这个规则即"火炮优先"，没有例外。

（6）依据以下规则，在每一次移动中，可以移动任何一名士兵和任何一门火炮，或者射击开火。

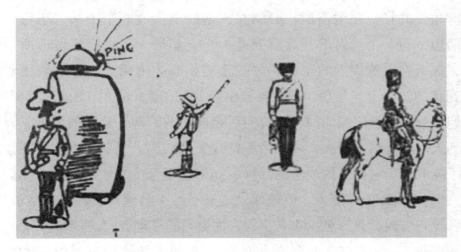

3. 各兵种部队的移动

每个玩家需要拥有 2 段细绳，一段约 61 厘米长，一段 15 厘米长。

规则 1：步兵部队的战士每一次移动的距离是 30.5 厘米或者不超过 30.5 厘米。

规则 2：骑兵部队每一次移动的距离是 2 英尺或者任何不超过 2 英尺的距离

规则 3：如果一门大炮的四周半径为 15 厘米范围内至少有 4 名战士，大炮处于战斗状态。如果半径 15 厘米范围内的战士不足 4 名，则大炮既不能移动也不能射击。

规则 4：如果大炮处于战斗状态，它在每一次移动的机会上可以选择射击也可以选择移动。但是，两个动作不能同时进行，只能选择一个。如果大炮选择射击，它在每一次机会上，可以发射4次。如果有城邦的许可，它可以围绕车轮的中心轴线，180°调转炮头瞄准。炮筒可以被抬高或者被压低，为了配合炮手的操作，大炮周围的士兵会根据炮手的意见，在他们各自的位置上匍匐。处于自己一方的大炮火力前沿的士兵，在大炮射击火力超越他们所在位置时，处于匍匐状态。在每一次移动结束后，大炮的炮筒必须保持它最后一次发射时的方向和仰角。并且，在射击后，必须在火炮的末端放两个士兵，车轮后线的两边一边一个。射击开火就到此为止。如果一门大炮不射击而是移动，那么在大炮周围的至少4名战士需抬起大炮前进，和大炮一起移动到新的位置上。然后，战士再被重新分配在新位置的15厘米范围内。火炮本身必须是尾端向前，炮口向后指向来的方向，这样的姿势一直保持到火炮准备射击开火，才会沿着轴线突然转向。显然，大炮所能移动的距离取决于它四周的战士的兵种，如果这里至少有4名骑兵，他们能和大炮一起移动61厘米，但是如果这里不足4名骑兵，其他的是步兵，或者没有骑兵，只有至少4名步兵，大炮只能移动30.5厘米。

规则5：每一名士兵被放置的位置必须不能被山丘、建筑物、树木和大炮等阻碍，要相当清晰。不能将士兵塞进缝隙，任何一方玩家都必须坚持任何人、任何枪支火炮或其他物体之间的相互距离要明显，至少1.59毫米。

规则6：当一名士兵被子弹打中并倒地后，说明他就阵亡了，如果子弹打过来，背后缺少支持，导致士兵们倾斜或者倒地，那么这些士兵全部阵亡。假设在发射子弹无意于杀人的情况下，如果子弹击中士兵，却没有击倒他，士兵阵亡。但是，如果这颗子弹没有将士兵击倒，那么它就不能同时击毙多名士兵，即使是子弹触碰到他们，即子弹触碰到的第一个士兵牺牲，其他人幸免。

从任何物体表面弹回或者擦过任何物体表面的子弹，再打中或触碰到士兵，那么士兵阵亡，即便是子弹仅仅滚到了士兵的脚边，士兵也算牺牲。这与上一句的意思相同。

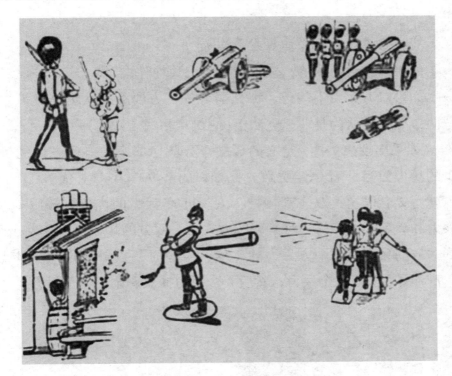

4. 面对面的肉搏战斗和俘虏战俘

（1）如果在移动中一队士兵的数目不到自身队伍总人数的一半，则这队士兵被认为是被孤立的小分队或者失联的小分队。不过，如果这对士兵的数目超过自己部队总人数的一半，则认为这队士兵不是孤立的小分队，他们有后方队伍的支持。

（2）士兵在移动过程中，有可能与对立方的兵力进行实质性的遭遇，双方之间的距离等于或小于约8毫米。那么，这次移动结束时，需要将这样的士兵遗弃。

（3）在移动结束时，如果一方的士兵与另一方的任何一名士兵相遇，他们就一起构成了一个近战局势。距离相互遭遇中的士兵，（15.24厘米）半径范围内的所有士兵武器或马匹，都应该参加到近战中来。

在移动结束后，双方玩家依据以下规则来判断近战局势和处置相关士兵：

近战中双方投入兵力均等或不均等：

①如果双方兵力均等，双方所有的士兵均阵亡。

②如果双方兵力不均等，那么弱势的一方要么被认为是被孤立的小分队，要么被认为是非孤立队伍（测量从相遇点开始）。

a. 如果出现（1）中所定义的孤立小分队，那么弱势一方比优势一方少的兵力数目，就是俘虏数。比如，弱势9个兵力对优势11个兵力，就有2名俘虏，双方都牺牲7人。11名兵力的优势方最后剩余4名兵力和2名俘虏。另一种解释的方式是，双方的兵力可以相互击杀，直到一方的兵力是另一方兵力的2倍，弱势的一方剩余的兵力即被俘虏。7个兵力杀死7个兵力，然后4个兵力捕获剩余的2个兵力。

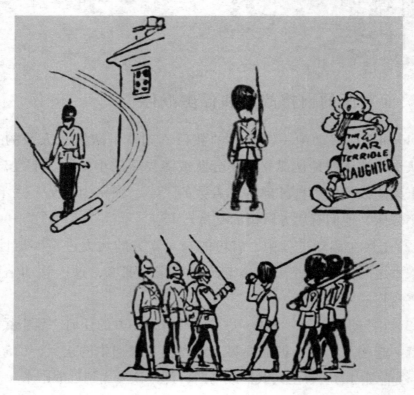

b. 如果弱势兵力的一方不是被孤立的，那么弱势一方的一名士兵杀死强势一方的一名士兵，并自杀身亡。

当需要选择判断的时候，刚刚完成移动的玩家是有权做裁决的，他可以决定，哪一个士兵是处于近战中的，处于近战中的他自己的士兵和对方的士兵，哪些应该牺牲，哪些应该被俘虏，哪些应该是捕获俘虏的胜利者。

所有这些决策安排都发生在移动结束后，处在两次移动的时间间隔的时间段内，但是调整的时间不作为通常的时间间隔的一部分来计算，属于额外的时间。

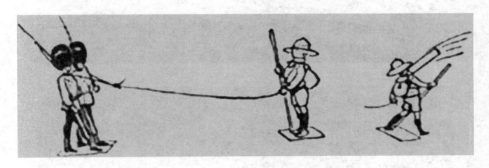

如果胜利方捕获了战俘，此方的玩家下一步就可以移动俘虏了。战俘可以被押送到大部队的后方，或者被押送到胜利方指示的任何地方，半径15厘米范围内多达7名士兵执行所有的俘虏的护送任务，他们与俘虏同行。如果15厘米范围内的护送者中任何一名士兵牺牲，那么战俘被释放，但是直到护送者牺牲后的下一次移动，战俘才能被自己一方的玩家移动。直接被俘虏的士兵被认为是被解除了武装的，所以如果他们被释放，他们没有战斗力，不能参与战斗，直到他们被重新赋予武器为止。己方的一名护送者会将被解决的战俘送回到后防线，这样战俘才算真正地被释放，然后他们才可以重新返回战斗前线。

曾经的战俘，直到重新返回到己方的后防线之后，才能再投入战斗。因此，如果一次近战判决后，一个玩家移动更多的兵力去迎战第一场近战的幸存人员，那么就构成了二次近战的局面，在第一次近战中被俘的士兵都不会算作二次近战中的战斗人员。例如，如果甲队调遣 19 名士兵迎战一个 13 名兵力的乙队，乙队只有 5 名后

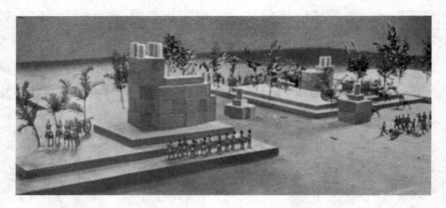

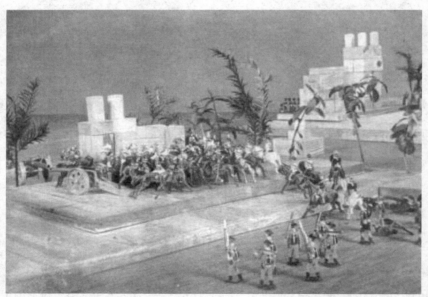

上图展示的是迅速推进中的战争局势，下图展示的是穿制服的骑兵正在填装蓝色火炮

援，甲会俘获 6 个战俘，杀死乙的 7 个人，自己死亡 7 人。此时，如果乙队在后援 15 厘米的范围内还有 9 人，可以集合 14 人和甲的胜利小分队近战，甲手中的被俘的 6 名乙队士兵不计算在内，他们被解除了武装。因此，乙队在第二次近战中有 14 人，甲队有 12 人。乙队俘获 2 名战俘，杀死甲队 10 人，自损 10 人。但是，甲队还留下原来的 6 名战俘未被看护，因此这 6 名战俘又重新被乙队捕获。他们必须重新回到乙队的后防线，才能获得第二次投入战斗的机会。所以，这两次近战的结果是，乙队的 6 个被释放的俘虏回到他的后防线，随后他们可能还会重新加入战斗，甲队的 2 名被俘人员在乙队的手里，乙队的一名人员押解 2 名战俘，剩余的乙队的人员在行动上继续保持活跃的自由度。甲队以 19 人的分队作为代价，永远地解决了乙队的 17 名兵力。

（4）被孤立的个体或团队，在任何时间都可以升起白旗投降。

（5）在火炮的最初守卫的任何方向 15 厘米内没有了士兵，或者至少有 4 名敌方士兵通过了火炮进攻方向上车轮轴的中心线，并抬起了大炮，大炮就被认为被敌方缴获了。接下来的一点很重要。敌方的火炮可能失去效用，你方有一名士兵来到这门火炮的近旁，并且距离 15 厘米之内，但是火炮依然不算被缴获；但是，如果你调遣一队 12 人的士兵团团围住敌方的火炮，而这里仍然有一名敌人刚好在这门火炮的尾端 15 厘米线外，这种情况下，你依然不能缴获它。这门火炮的归属依然处于争议中，并且处于失效的非战斗状态。在下一次移动中，你不可以开火或者移动。但是，如果一门大炮彻底地被缴获了，它将和你的其他全部大炮一样，遵循相同的规则。

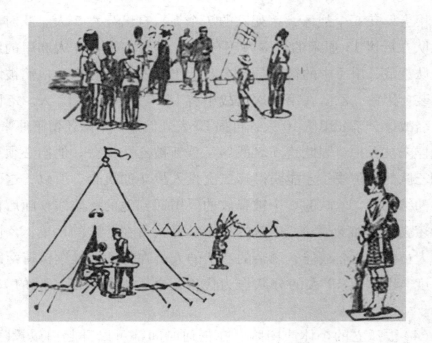

5. 战争游戏的多种类型

你可以玩耍的各种类型的游戏：

（1）一种类型是一战到底。选择从后防线的你喜欢的任

何一点出发，逼进敌方的后防线，尝试击杀、俘获或者开车掠过敌方的全部兵力。这个游戏的目的是得分。如果你胜利了，得100分，你缴获的每一门大炮，代表10分，或者每一个缴获的机会，也代表10分，每一个骑兵，代表1.5分，每一个依然活着或者未被俘虏的步兵，代表1分。被敌人控制着的己方俘虏，每一个人代表0.5分，你所俘虏的每一个战俘，代表0.5分。如果双方的兵力均减少到了15人以下，战斗依然没有胜负之分，那么战斗平局，胜利的100分被平分。需要提醒的是，双方的兵力任何规模下都可以玩这个游戏，不过，如果一方的兵力少于50人，那么这一方的人数最低限制是10人。

（2）如果有至少3名兵力到达了敌方后防线的任意一点，并在敌方队伍的后方出击，是具有决定性的举动。此时的敌方被认为是即将面临一个战略性失败的状态，他必须在6次移动内从后防线上撤退他的全部兵力，也就是，他在6次移动之后，场地上如果还留有任何兵力，都要向胜利者认输。只能计算之前游戏的积分，但是这样的游戏持续时间较短，更适合于在一个短后防线的狭窄城邦领域内玩耍。有着较长后防线的游戏玩法，就需要二号玩家发动整个骑兵旅冲击一号玩家后防线的某些薄弱点，而不是从其背后向整个后防线发动突然袭击，占领其中间或者任意一侧的领地。

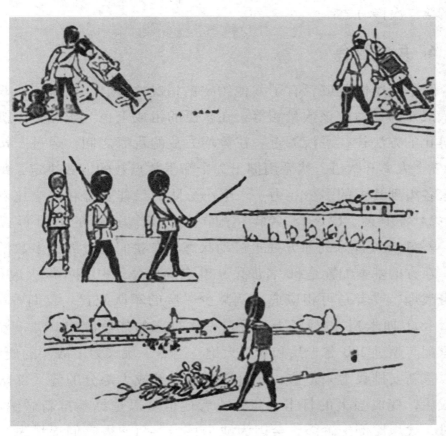

（3）在防守型的战争游戏里，防御者的兵力，有相当于敌对方兵力的2/3的力量，试图阻止敌方的到来，同时原始力量的1/4，依然坚守在自己的后防线上。在决定谁作为防御方之前，一方玩家或玩家双方必须建造完成城邦。城邦完成后，双方向空中掷硬币，赢者即防御方。防御者在他自己的领域一侧距离中间线一个移动距离之外布置兵力，也就是说，他不能将兵力放置在距离中间线一个移动距离之内，不过在这个界限外，他可以在己方一侧区域的任意地点做布置。并且，掷硬币的输掉的人成了一号玩家，他从自己的后防线上开始第一次移动兵力。作为二号玩家的防御者可以立即开火，他不需要等到一号玩家的第二次移动之后。

6. 兵力组合

除了上述情况或者有了其他约定的情况之外，一般来说，双方投入战斗的兵力应该数量相等，在队伍的组成上也大致相似。机会均等化的方法往往平淡无奇。在势均力敌的玩家之间，通过安排每边12个人离开队伍，然后用掷出2个筛子数点数的方式决定，每个玩家各得到其中的多少兵力。一个小分队的最佳安排和搭配比例是20~25名步兵、12~15名骑兵配1门大炮。这样的力量可以在121.9~152.4厘米的前方处于机动状态。在我们玩过的大多数游戏里，双方的基本配置是80名步兵，50名骑兵、3~4门军舰火炮和1门野战炮，或者是再相应成比例减少一些的军队配置。我们曾在1个（548.6厘米）长的战场上，玩过一次难忘的战争游戏，每一方的玩家配有超过200名士兵和6门大炮。当然，玩家为了战斗的便利，可以重新安排兵力来适应，它可以将其全部或大部分的骑兵部队编织成旅，变成强大的打击力量，或者他也可以选择不重新做编制。不过，大炮比例配置多，会因为缺少兵力，而使得它们提早失掉了战斗力；大比例的步兵部队，会使得战斗进展迟缓；因为难以掩饰隐蔽处的硕大的骑兵兵团，越多的骑兵，越能更早地引发由于火炮猛烈进攻而导致的重大损失。当然，兵力的组合形式也是多变的，各有不同。

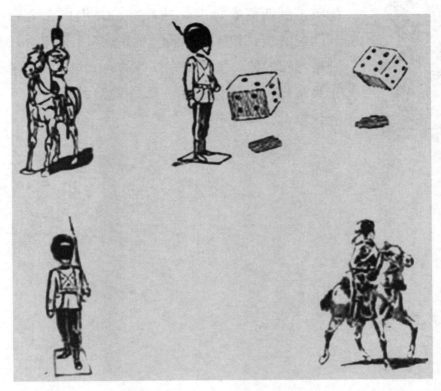

我们打算按以下的程序玩"一战到底"的游戏：先建设城邦，投掷硬币决定谁是一号玩家。然后在战场的中心线上拉上窗帘。然后每一个玩家按以下方式从可用的士兵中选择自己的兵力。将步兵当做 1 分，骑兵当做 1.5 分，大炮当做 10 分，他可以在任何他喜欢的位置挑选他喜欢的兵士，他的总分值是 150 分。例如，他可以挑选 100 名步兵，5 门大炮或者 100 名骑兵，没有炮，或者，60 名步兵，40 名骑兵，和 3 门大炮。结果，像波尔人 80 名骑兵 3 门大炮战败于 110 名步兵和 4 门大炮的手下。

7. 士兵的尺寸

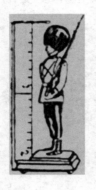

　　游戏中使用的士兵们的规格和尺寸相同。最好的英国制造商有标准化的尺寸，并出售完全成比例相匹配的步兵和骑兵玩偶，步兵近5.1厘米。还有一种质地较轻的，价钱便宜一些的，大概3.8厘米高的士兵玩偶，也可以使用。国外制造的士兵，尺寸上变化较大，各有不同。

第四章

胡克农场战役

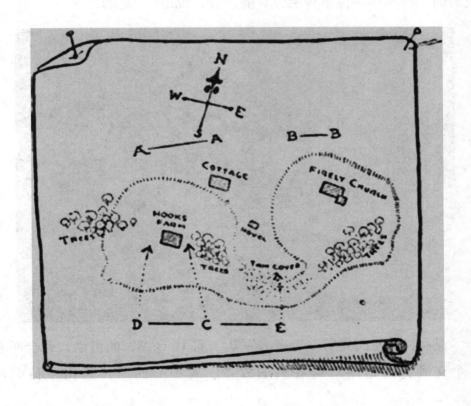

在以上的章节里,我已经向大家介绍了我们玩耍的战争游戏的所有具体技巧,也介绍了游戏的发展规则。接下来,请允许我在这里设置一个示范性的游戏来展示其细节。于是,我突然有所改变了。在不同的环境下,这个人变成了他可能是的那个样子。只见他沾满墨水的漆黑手指在变大,伸张成一双有力的男人的手掌,他弯曲无力的长期伏案的后背开始紧绷,胳膊肘指向外侧,他发黄的面色上暗淡无光,起着褶皱,他的小胡子浓密地生长,并向四周扩散,并且严重地卷曲着。还有一个夸张的红色疤痕,覆盖在一只眼睛上,这个由军刀所致的外伤很可怕。他在伸展——全身都在伸展。他大声地清了清嗓子,声音之大令人吃惊,用手扯了扯依然生长中的胡须的末端,带着一种微弱的,有些怀疑他是否能做到的声音,说道:"是的,先生!"

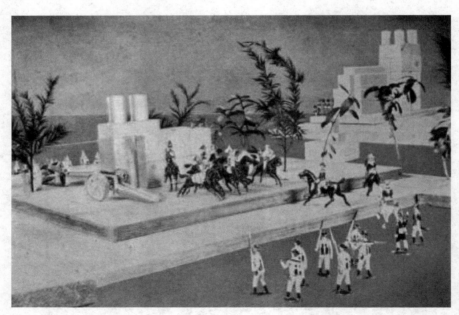

　　现在,你暂时先听一听蓝方军队上将 H. G. W. 的讲话。你会听到一个充满惊险最终取得胜利的故事。战场上的照片是由一位名叫

　　　　插图展示的是骑兵部队近战之后的场景

A. C. W. 女战地记者拍摄的，这幅作品显示了她作为女性的勇敢。我当时不在场。虽然我消失了，但我还会回来。接下来就是胡克农场的战役故事。

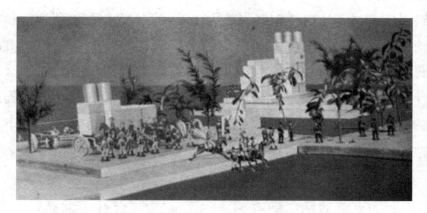

这个战争游戏是一个活跃的游戏，我玩耍过很多次，这也奠定了我在这个游戏上的早年声誉。我的确玩得很好，虽然这不属于我的工作职责。对方在骑兵和步兵两方面都略微强于我方的兵力（注：如果这位勇敢的绅士犯一个小小的可原谅的错误的话，双方的军事力量就完全相当了）。他拥有位置的选择权，并开场行动。

尽管如此，我还是为他规定了路线。我有一个紧凑的小部队，由3门火炮、48个步兵和25个骑兵组成。我的任务是解放东方的费尔利教堂所在的城镇。我们双方的队伍很快就遭遇了，我碰到敌人是在他进攻农场和教堂的路上，显然他想占领这2个位置，并为我安排了一个热情的欢迎仪式。我这里拍摄了一个战场的照片，还有当时场地的草图。

它们带给聪明读者的有关遭遇战的想象会比我用文字详细描述得更加生动。

敌人最初在教堂和农场后面的空旷原野穿越前进，我看到他在标

插图展示的是战俘被押送至部队的后方

记有 AA 和 BB 的位置上，敌方的兵力被分成了 2 个纵队，2 个纵队几乎没有隐蔽，如果在炮火攻击的情况下，之间也不可能联络通信。据我判断，左侧有 22 名士兵，右侧有 50～60 人（注：这是这位勇敢的绅士的错误，不过，这次他把错误放大了）。很显然，费尔利教堂和胡克农场他都想占领。他架起大炮向我的小分队连续开火，猛烈的出击轰散了我的队伍，这时我的小分队正在露天地带。在我的人到达这两个战略性的位置之前，他也能到达那里。在我的右侧没有允许我推进到教堂的有效掩护，所以我决定集中全部的兵力冲向胡克农场，正好避开他左侧的炮火。我认为这个计划已经很完善了，我不相信未来哪个

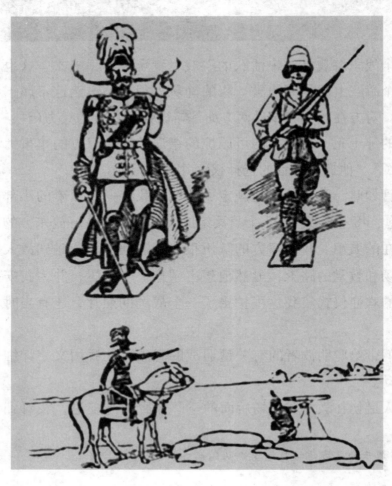

战略家还能更好地去完善它。我的火炮在标记有 D、C、E 的三点上，每门大炮配有 5 名骑兵，并且，我在 D 和 E 两点之间的连线上，布置了我的步兵，我命令剩余的其他骑兵从 C 点出发，冲向胡克农场。我在草图上用箭头显示的是我为我的火炮设计的前进路线。E 点位置上的火炮径直前进到它被指派的位置上，并且到位后马上进入战斗状态，开火射击。C 点位置上的火炮必须保证不被缴获或不失去战斗力，它的确切位置取决于红色队伍向农场前进的速度。并且，一旦发现任何有利的开火射击的机会，它都可以随时停止前进并立刻进入战斗状态。

"红色军队已经看到了我们。在整场战斗中，他都没有表现出用炮火对我方的穷追猛打的欲望，这是它失败的原因。此外，他还冒着风险，利用我们右侧的粗糙的掩体，试图侧翼包围我方的队伍并向我们远程扫射。因此，凭借着我们的中央两门大炮的掩护，他的部分侧翼包抄我的部队，他派遣他的整个左翼来到了费尔利教堂的左侧，在那里，若不是那门大炮，他几乎变成了一个可以忽略的力量。这门大炮从教堂和树林中间出来后进入一个位置。在这个位置上，大炮对我们右侧的步兵着实造成了不小的威胁，并且几乎牵制住了我们最右侧的大炮火力。与此同时，红色部队右侧的两门大炮向胡克农场前进，他的步兵支持却严重缺位。

"一旦我觉察到他们到位，那我们就一定完蛋了，所以我催促每一个可调动的士兵迅速转向进入反击，与此同时，我自己的两门大炮笨拙地到达农场住宅的拐角处，并且在大炮开始射击之前，将紧贴在房子后方的掩体用楔子固定好。他的火力阻击我方前进，平缓的草坡上杂乱丢满了尸体，并且在暴风雨般的炮弹壳落地之后发热，正当此时，我的骑兵聚结起来进攻他的火炮，他进攻我的大炮。我惊讶于无法估量的猛攻速度，只知道他的军刀数量比我的要稍微多一些。在另一个时刻，农舍周围的平地空间满是骑兵挥舞着军刀在飞快地攻击着，然后我们发现自己依然坚守着，不仅捕获了 6 个战俘，还有 1 个农庄宅院，和1个人马近战的完美场地。近战即将结束，敌方的进攻失败了。在射击的间隙，我深吸一口气，向着对方的步兵队伍发起了反击。这是非常成功的一步战略，5分钟刺刀和军刀的有力拼刺，敌方的右侧火炮就到了我手上，他中央的那门火炮也处于危险境地之中。

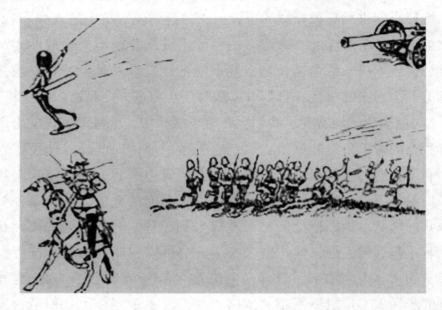

现在，红方部队被它的上校最致命的弱点——犹豫不决控制着。他既不愿意放弃已经丢失的大炮，又没有足够的能力为夺取火炮发起攻击。他命令少许步兵进攻，我们不费吹灰之力轻松地击破了这个没有力量的无效的进攻，并捕获了几个战俘。这是红方来自教堂方向的兵力灾难性的败笔，于是他集合队伍撤离了这个平缓的山丘。这个山丘上的胡克农场就坐落在与同一水平线上的暴露在外的村舍的侧后方。

我立刻利用两角的火炮展开成新月型，然后开火射击，这样的交叉火力彻底摧毁了他想从上一站撤出的机会，很快我方就报废了他的第二门火炮。我现在将我的注意力转向他依然完整的右翼部队，在整个战斗中，我们一直在遭受着来自这只队伍的持续的炮火骚扰。发起攻击占领教会，我也许依然有很多硬骨头要啃，但是红方军队已经受够了这些，于是决定提早撤出，为我减轻了太多的压力。我的火炮调转到胡克农场的右侧，杀死了敌方飞驰而来的 3 个偷袭者，不过我的骑兵没能做到有效的追击，致使敌方的 6 个步兵、4 个骑兵和 1 门大炮逃离到他最初位置的最左侧。他逃离的时机恰到好处，如果他留下来，要么逐个被歼灭，要么整个队伍一起被捣毁，对我方来说，那只是个时间问题。

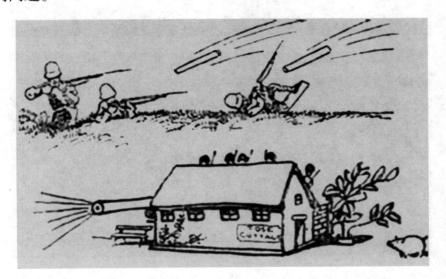

截至目前，上将依然有那么点自负。那就让我耸耸双肩然后将他彻底甩掉吧。在照片的帮助下，我们可以更精确地重温这场战斗。这场战斗是一种小型而紧凑的一战到底类型的游戏。为了能够充分和准确地解释说明，现在我在下文里做一个尽可能简洁的描述。

本书第 46 页插图展示出了战斗领地的城邦布局，领地的左侧是教堂，左侧是农场，农场更靠近中央的部分。在教堂和农场之间的中空地带，建有一个小谷仓。沿着农场正后方的直线上能看到另一个谷仓，在另一张照片中会看得更直观。在教堂和农场的背后，能清晰地看到粉笔画出的后防线。红方已经在掷硬币中胜出，他可以选择所处的方

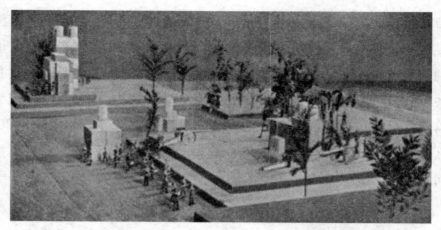

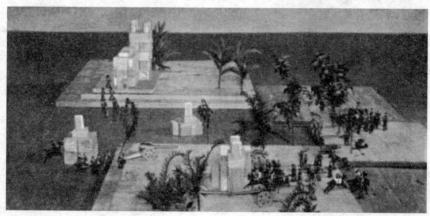

位，并在完成这个选择后，第一次移动。现在，他的兵力已经被安置在了后防线上。为了画面美观，在这里不是所有的士兵都被放置了上去，但是，每一个士兵的接下来的移动都从这条后防线开始测量。正如我们所见，依据农场和教堂之间宽阔的开放空间，一开始，红方就将他的部队分成了2部分，这是一个致命的战略错误。他的1门大炮、5个骑兵和13个步兵在左侧，他们显然是要在教堂附近占据有利位置，形成对蓝方位置的远程扫射的态势；他的右侧部队由2门大炮、

上图展示的是蓝方第三次移动结束后军队的位置，下图展示的是红方左翼试图与主力队伍汇合的场景

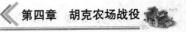

20 个骑兵和 37 个步兵组成，目标是夺取农场。

第 65 页插图是蓝方军队兵力组合的近景。蓝方已经抓住了红方在战略上的错误，打算紧急派遣全部兵力投入到农场这边。他右边的 5 个骑兵和 16 个步兵将尽快到达靠近领地中央的树林中（在这里，他们的火力能够切断红方来自两个方向的兵力），然后他们可以留下这门大炮和维护使用大炮足够的兵力，其他的人员将继续前进和其战友的大部队的主要兵力汇合，加入到不可避免的农场争夺战中来。

第 66 页插图是红方和蓝方各自完成他们第一次移动后的战斗情境。这张照片从红色队伍一方进行拍摄。此时，红方还没有意识到自己所占位置的危险。红方左侧的大炮意图控制教堂的左侧，红方的中央大炮和右侧大炮试图集中争夺农场。蓝方队伍左手边的 5 个骑兵早已经飞奔达到了第二次移动后有利于射击开火的有利位置——在照片中，由于教堂的遮拦，其中一些骑兵被隐藏了。16 个步兵努力跟随大部队径直开赴农场。

第 72 页上图表现出快速发展的战况，红色部队右侧的骑兵已经迅速地将两门大炮推进到位，这两门大炮可以扫过农场的任何方向，并且左侧的这门大炮被放置在攻击蓝方步兵队伍中心点的位置上。红方的步兵继续向前，不过在第二次移动之后，蓝方早已经准备好用他右侧的大炮从树林里射击开火，并且击毙了红方的 3 个兵力。红方的步兵已经赶上前来保护大炮，在第一次移动中带火炮到此位置的骑兵现在已经留下大炮，匆忙加入到攻占农场的队伍中来。红方的火炮镇定自若，蓝方已经带着他的其他两门火炮和士兵尽可能地接近农场了。蓝方最左侧的这门火炮直视红方部队，可以阻止任何有效的火力进攻，蓝方中间的火炮直接面对的红方中间的火炮。蓝方部分骑兵暴露在农场的右侧，但是大部分的兵力由于农场的掩护而免于红方的火力。红方现在已经移动了。他的战略位置对于他来说，已经趋于明显了。他右侧的火炮已经失效，他左侧和中间的火炮最多能击毙位于两炮中间的7~8个人，在第二次移动中，如果红方的火炮不停止射击，那么蓝方的火炮就会像割草机一样，一次性地击毙红方离开农场保护区暴露在外的骑兵队伍。现在红方处境艰难，他将如何摆脱困境呢？红方的骑兵在数量上只是稍稍略多，但他决定尽他所能用自己的火炮去执行、接管他面前的蓝方的火炮，然后再派他的步兵来挽救局势。

第72页下图展示了红方移动后的结果。红方两门有效的火炮已经打倒了处于农场和蓝色部队右方火炮之间缺口地带的2个骑兵和6个步兵。进而，红方保持着一贯的火力，他的骑兵队伍朝向蓝方的火炮发起进攻。这是蓝方疏忽失察之处，在这次移动的结束，蓝方立即将注意力集中到了这里。红方本来指望20名骑兵来完成这次进攻，但他忘记了，按照规则，他必须在他的中间那门火炮的尾部安排2个人。他的步兵无法胜任这个任务，所以只能放2名骑兵在这里。当双方玩家做出骑兵近战的决定时，游戏暂停。红色部队在这里有18个人，蓝方在这附近15厘米范围内的骑兵是21人。红方的队伍是孤立的，因为在1次移动的距离内只有2名红方士兵，如果要支持它的18人的小分队的话，它必须要达到9个人的配备。根据规则，双方各自有15人牺牲，3名红方士兵被蓝方捕获。依据规则，红方可以选择近战中幸存下来的人员。他非常小心谨慎，在蓝方火炮的15厘米范围内不足4个人的那一点，因此这两门火炮在蓝色部队下次移动后，处于非战斗状态。当然，红方本来可以做得更好，他可以留下7人做后援支持，其他13人进攻，但是由于他比较不成功的进攻，他乱了分寸——他本来是有心要打倒更多的骑兵——由于火炮尾部安排的错误。此外，他错误地估计了他的敌手，以为能安排一场20人对20人的近战。

第80页插图显示的游戏阶段与第72页下图相同，近战判决之后。死者已经被减走，为了图片画面的效果，这3名战俘被做了轻微的偏转，为了表示囚禁，将他们的脸转成了相互面对的状态，图片上其余部分与第72页下图中的相同。

现在轮到蓝方移动，第 81 页插图展示的是移动后的结果。蓝方使用他最右边的火炮射击，（火炮的炮筒在右侧正好可以看得见）并且射杀了 1 个步兵和 1 个骑兵（红方中间大炮的尾部的位置）。蓝方提出让他的幸存的 8 名骑兵进入到合适的位置代替他暂时沉寂哑掉的火炮，催促他的步兵奔赴农场，毫不在乎地将它们暴露在稀疏的树林里，这个树林在农场和他的右侧火炮之间的位置上。细心的读者在该图中可以看到以上所述的踪迹，并且蓝方同时也提到，3 名红方的骑兵战俘在 1 名穿卡其色制服的步兵的押送下来到了大部队的后方。

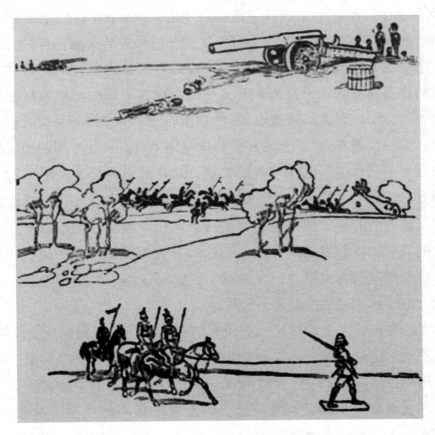

第 86 页上插图所显示的是与第 81 页插图完全相同的阶段，也就是说，是蓝方第三次移动结束后的场景。1 个骑兵死在红方的中间火

炮的尾部，1个步兵稍稍在其后面。透过农场农舍旁边的树木下的观察者的眼睛，可以看到，他最右边的火炮被遗弃并被部分掩盖，但是没有被隐藏起来。

现在，红方要如何行动呢？

就像我有自己的想法一样，读者也有可能有着自己的主意。红方在实际的游戏中的行动却是让自己没了主意，头脑发昏，并且在4分钟的思考如何移动的时间结束后，他开始不顾一切地拼命。他向蓝方暴露的中心区域开火，杀死了8个人，（他们的尸体横七竖八地躺在第86页下图中的地面上，该图是这场战斗的完整鸟瞰图）他于是派出一个独立的6～7人的小分队来到野外试图夺回失去的火炮，他的大规模部队集中在未能被充分掩护的中央火炮的后面，之前被派到教堂后面潜伏的步兵先遣队，一直都未派上用场，现在不顾一切地疯狂地冲过开阔地带，加入到大部队这边来（他右翼的一个幸存的骑兵被看作是躲在农合的后面避难）。红方的移动动作整体上是有一些小问题的。红方现在处于不利地位，他夺取农场失败，现在的首要任务是尽可能多地拯救自己的战士，打防守战，用他的最左侧的火炮尽一切可能造成破坏阻止蓝方的前进，使得他右方的残余队伍能够到达教堂，——处于中央的农舍和他们自己的火炮会为这部分兵力提供一定的掩护——以教堂这个建筑物为支撑点，建立一个新的军事据点。利用教堂左右两侧的火炮，他才可能挽救余下的战斗。

无论如何，以上不过是纸上谈兵的理论；让我们回到现实。第91页插图展示出红方最后一次移动后的悲惨局面。蓝方已经移动，他的火炮猛烈扫射并屠杀了红方的10个士兵，9名蓝方的骑兵和步兵与红方的6名幸存的步兵就有争议的火炮发起了猛烈的攻击。根据定义，因为在一次移动距离内其他的红方士兵不到3名。所以，这些红方步兵属于被孤立的分队。

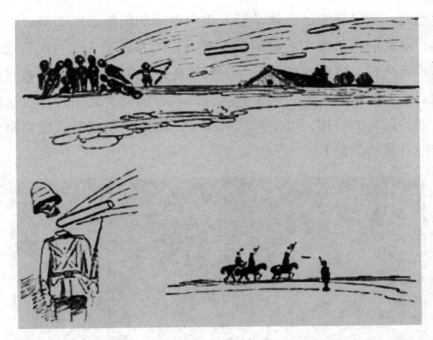

　　上图的场景内涵丰富，读者也会注意到，在这个令人痛苦的照片上，是 3 名红方的战俘向右方后退的悲伤场面。当然，关于红方失去火炮的近战已经结束，双方每边有 3 人阵亡，蓝方多出了 3 名红方的战俘。

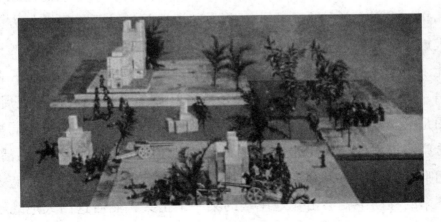

本页插图展示的是红方军队损失惨重

至此，战局开始迅速推动红方走向彻底的惨败。军心动摇，士气低落，不幸的队伍现在能做的只有撤退。红方接下来的一次移动——撤退步兵队伍，我没有拍摄照片。只见他毫无顾忌地暴露于教堂的掩护的后方，撤走他右翼的残余部队进入农舍的掩护之中，并且这成了他计划的最后的一搏，可谓孤注一掷——将他的左侧的火炮调整在鸟瞰蓝方右翼的位置上。

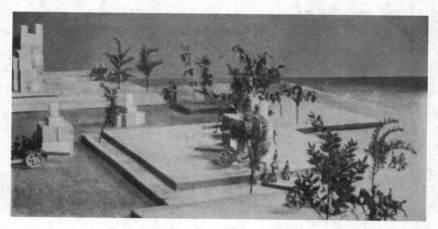

　　于是，蓝方朝向农场右侧连续重击红方的右翼，并且击毙 3 人。他朝向农场左侧延伸树林中其他火炮的火力，目的是下次能向红方火炮的尾端发射有效的火力出击。蓝方还派遣足够的兵力缴获红方丢失的火炮。在右侧，蓝方的火炮与红方的火炮在交战，并且蓝方的火炮击毙了 1 个人。读者可以在下图中清晰地看到以上场景。并且，蓝方指出，第二批红方的战俘——这次是步兵战俘，将要被押解到后方。上图是解释这个战斗故事的最后 1 张照片，总之，红方的战场局势毫无希望可言。他还剩下最右边的 1 门大炮和周围的 4 个士兵还活着，他们唯一的机会就是和大炮一起撤退来自救。如果他们开炮，蓝方在接下来的移动中就会击毙炮尾端的某一个士兵，然后这门大炮既不能

　　插图展示的是蓝方军队取得完全胜利

动也不能开火了。红方剩下的这门火炮和 4 名士兵，处于极度的危险之中，如果失去任何一个人，这门炮将会不可能移动，并陷入无助无用的状态中。

　　非常正确，红方决定撤退。一次移动后，他不得不放弃他的第二门大炮，但有 2 名士兵在他的后防线上逃跑了。在教堂后面的步兵中有 5 个溜走了，他的第 3 门火炮和 4 个骑兵在红方的位置上的左手转角消失了。蓝方留在战场上，取得了完全胜利，共缴获 2 门大炮，俘虏 6 名战俘。

　　以上便是一个有价值的完整的微缩战争的系统和科学的记录了。

第五章

微缩战争的扩展和放大

正如我解释过，这场胡克农场战役是简化版的游戏。在上一部分中，我已经全程使用插图介绍过了游戏方法。几乎没有一种战役不会比这种小小的遭遇战更复杂并充满变数。如果有一个足够大的房间和一些玩家的话，就没有任何理由，不让上百名士兵在城邦模型的数平方米的广场上战斗了。只要每个玩家都拥有 100 名兵士和 3 门火炮，那么就没有必要延长一场游戏的持续时间。但是，如果由一个玩家来控制超过 100 名的士兵，就会太辛苦和混乱。

另外，在一个建有面积广阔的城邦的巨大地板上移动时，可能最初要移动 2 倍或 3 倍的标准长度，并且当军队双方彼此间的距离已经在 4.5 米、3.6 米、3 米的范围内后，移动距离恢复到普通标准长度。对于有时间和空间富裕的玩家，我建议设计和使用比较大的城邦，一开始移动 3 倍的标准距离，不过在选择骑兵侦察兵上有些例外，可以保持这些士兵依然在盒子里，并盖上盒盖，在移动的时候，以盒子为单位移动（这个装盒的主意是个新想法，可以作为很好的窗帘的替代品，我已经在露天的户外试玩过 2 次，在户外，窗帘就没办法使用）。

当然，双方都不知道对方的盒子里是什么；也许里面塞满了一个团的兵力或者只是一个骨干队伍。跟随在骑兵侦察兵的后面，双方的队伍都向着对方以 2 倍或 3 倍的标准距离前进着，直到一名侦察兵距离对方的盒子之间不足 3 米为止。然后，里面的士兵站出来，这个特殊的盒子里的内容就被揭晓了。为了方便移动，6 米内没有敌人的军队需要再次返回他们的盒子内。玩这样规模的游戏，允许出现有关储备和供应的问题。可以购买一些用于军队服务的运货用的玩具小车，按规定，军队必须为每 50 人在至少 6 个移动长度内配备 1 辆货车。此外，还可以买一些运送弹药的军需车辆，游戏规定，1 门火炮 2 个移动长度内必须有 1 辆军需车，才能射击开火。以上均是战争游戏的衍生品，截至目前，我还没能邀请到足够有经验的玩家在这样更大、更复杂的规模上游戏。这里只有描述玩耍过多次的更小的、更简单的战争游戏，并且完全掌握了游戏的小技巧，这样的与战争有关的装备和策略变得实际可行。

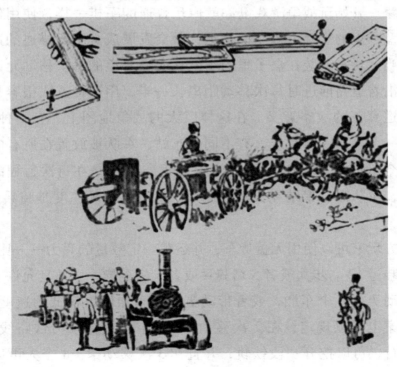

不过，显然地，如果和一组玩家在一个开阔的城邦游戏，会有一个人对整个战役进行总体控制，分配指挥官、排炮、将兵士整编成旅，整个事件更有几分像军事行动了。

　　正如几幅插图所示，我曾经在露天户外尝试玩耍微缩战争。在浓密的刚刚切割过的草地上，玩具兵可以很好地站立，但是如果有一点微风吹过，远程的火炮射击就会有点不稳定了。在户外的游戏赋予了玩家更大的运动自由，它允许玩家更舒服地躺下来，当开火射击的时候，增加了移动距离，甚至是室内游戏的2倍。我们可以用普通的草地网球记号笔划出河流和交通要道的位置，山脉、岩石和用于做丛林和森林的细枝很容易准备和安排。但是，如果游戏需要整夜留下户外，第二天再继续的话（这样的情况，我还没尝试过），城镇里的房屋必须要由比纸板更坚固的材料搭建。我建议喷涂一块木头，放在一个大草坪上来代表广阔的郊区地带。

　　玩家一开始玩战争游戏也许就像玩普通的军棋一样，使用侦察兵和装在盒子里的士兵，当军队遭遇，就会发展成文中所描述的这样的战斗。当运货车或装在盒子里的军队在交通要道的每次移动允许比其在野外沿着道路前进时每次移动距离长一半，用这种方式很容易赋予交通要道真正的战略意义。在这样巨大的战争地图上，有一种可能，即建有一个玩具铁路系统，有不同的车站，军队被放置在所有的车辆里。一个车站用于乘车，另一个用于卸兵，要求是在每次行程的开始和结束，军队需要聚结在火车的侧面。火车的移动速度是骑兵的4~5倍。

　　一方玩家可以使用无盖货车，并运载一定数量的兵力——比如，1个车厢装运12名步兵或者5名骑兵或者半门火炮——并且允许1个火车头带动7或8个车厢，或者带动更多的车厢但以较低的速度移动。一方玩家也可以规定，在2次移动中，4个士兵持续沿铁路线行进，保持一行，可以挖开一段铁轨，并且在3次移动中，8个人可以恢复这段铁轨。

我承认我从未试玩过对微缩战争游戏的这些更复杂的发展设想，部分原因是我所能空余出时间有限，部分原因是如果不是漫无止境地持续下去的话，这些游戏均要求相互比较熟悉的一定数量的玩家的参与。胡克农场战役花费了我们整整一下午的时间，并且其他的大部分游戏都是用掉了我们一天中最好的时间段。

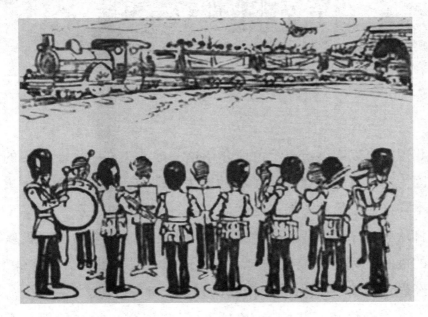

第六章

富有挑战性的结束语

　　我现在可以继续绘声绘色地介绍这些战斗，在一个小冲突的记录里，因为初识真味，我介绍了我的所为和研究。我愿意继续下去，完成一本详细而厚重的图书。这会是一个令人愉快的任务。

　　自从我成了微缩战争的发明者和实践者，迄今为止，我赢得的太多的胜利，完全不成比例。不是我自夸，截至目前，在这件事上，我已经做了所有我想做的。亲爱的读者，现在去找一块地板，一位朋友，一些士兵和一些枪炮，在我已经向您介绍的这种创意无限的游戏里，透过卑躬屈膝的方式，全情投入并享受这一礼物的高贵和美好吧。

　　如果允许我发表一些观点的话，我想说，这些温和的微型玩具比真实的原装货要好得多！对于沉醉于想象的战略家们来说，这种游戏具有替代疗法的功用。这里有预先策划、有兴奋感、有不断的胜利或者失败——却没有残破而血腥的尸体，决不会破坏建筑物和糟蹋农村的庄稼，没有一丁点的虐待，在这个每一次都有礼貌的、勇敢的、快乐的、令人陶醉的游戏里，没有人感觉到厌倦和怨恨，也没有人觉得中间出现耽搁或者终止会无聊和难堪，因为我们这些还记得真实的现代战争的老人，知道交战的真实情境。世界对于生存来说足够广阔。我们需要安全和自由。除了少数愚钝的人，精力充沛让人讨厌的人之外，这个世界上的人们，希望在某些事情上看到尘世间的男子汉气概，要比模仿我们孩子买的盒装小锡兵玩具好得多。我们都想为人类创造美好的事物——壮观的城市群，宽阔的大路，更多的知识和力量，并且多多益善才好。所以，我在此向大家特别详细地介绍我的游戏，让我们把那些昂首阔步的首脑，没有头脑扰乱社会民心的人，情绪激昂的爱国主义者，那些冒险家，以及所有的世界政治中的专门人才，送进一个巨大的战争游戏里。让软木地毯在这个世界上无处不在地铺垫，大量的小树和房屋能去装卸，还有众多的城市，堡垒和无数量限制的士兵——大量的，塞满了地窖的士兵。就让这些人远离我们，用这种方式过自己的生活吧。

我们的游戏，一点儿也不亚于那些原装货，从规模上来说，还更加理性和健康。虽然我们的父辈人殉祭祀变成了吃的象征，不过，在这里发生的战争，依然有着合理性，还没有超出人类的行为方式。对于我自己而言，我准备好了。我拥有差不多500名兵士，以及超过20门的火炮，我捻弄着自己的胡须，在位于艾塞克斯的家中向东穿过狭窄的海峡发起挑战。而且，不仅仅只向东。我要用一句令人尴尬和不安的话结束以上的叙述，这句话是说给那些羡慕和参与第一次世界大战的人的。我在微型战场上，还从来没有见过任何的军事绅士，包括上尉、少校、上校、上将、或杰出的指挥官，即使有基本的战斗规则存在，他们都会马上陷入困境或混乱之中。你只需要玩微缩战争3～4次，就会意识到第一次世界大战是多么愚蠢的事情。

我坚信，世界大战是暂时的，这不仅是这个世界上最昂贵的游戏，还是一个脱离了常规的游戏。不仅因为参与其中的人员、物资以及所造成的苦难和麻烦是如此巨大，还因为我们所能拥有的头脑太小，太短见了。我想，这也是大多数和平爱好者能想到的，第一次世界大战带给你的思考，微缩战争游戏也能带给你。

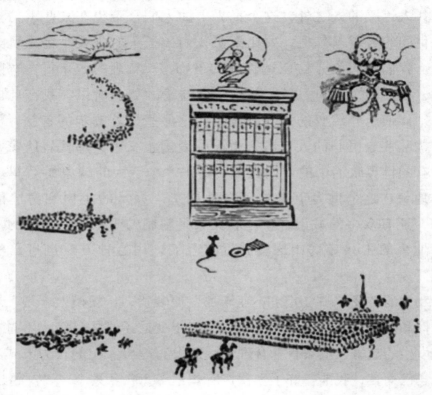

微缩战争和军棋游戏

　　我希望，这已经能够完全表达我的写作目的了。这不是用于战争指挥训练的军棋游戏的书，它仅仅是在介绍一款游戏，一款在午后和夜晚，2个、4个或6个业余人士用玩具士兵玩耍的游戏。不过，这款游戏与军棋明显是有联系。因为游戏的主要部分我曾经写下来并发表在杂志上，我曾经收到过对此感兴趣的军人的相当多的来信。而且，他们对游戏表现出喜欢和友好的态度，尽管在文章的结尾部分，有爱好和平的愤怒。他们告诉我，那也是我早有所怀疑的一点，即，英国军队里使用的军棋游戏是一种枯燥乏味不令人满意的训练，与现实相趋甚远，时时处处受到仲裁人的困扰，游戏激发人想像力的价值，受到严重的质疑，而激发人的想像力应该是它的主要功能。在此，我特别感谢马克·赛克斯上校在这件事上给出的建议和提供的信息。他向我指出将微缩战争发展成一个生动有启发意义的军棋游戏的可能。在游戏中，仲裁人的元素影响应该降到最低限度。如果我在此不添加附录部分，指出如何从微缩战争的有趣的方法中为初级军官们去发展出真正有教育价值的军棋训练游戏，那么这本书就对马克上校有所辜负，浪费了一次好机会。如果第一次世界大战只是用于游戏，游戏越熟练，那么战争就会更加富有人道，更合乎规矩。在完善游戏方法的过程中，我看到了大家对现有军棋训练的一致性的谴责。不过，我只是一介平民，并且军棋游戏也非我的专长，我现在正在专注于一本小说的写作，所以我想我能做的、最好是在这里写下我脑海中和我的实践中曾经出现过的所有的想法，所以把这些留给军事专家马克上校，如果他有意去做这件事，可以将我零散的建议系统化。

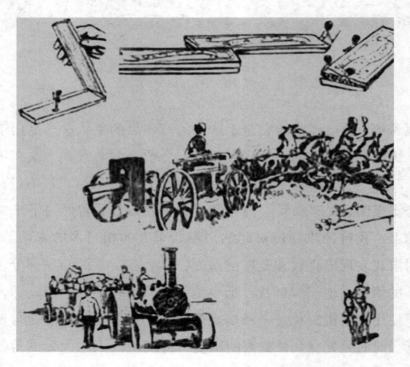

首先，很明显，在微缩战争中没有步枪射击的等效计算，并且枪支开火的效果与炮弹的效果也没有相似之处。这些很容易改变。继续保持火炮发射的规则，不过可以使用不同的炮弹，炮弹会突然从上空降落，并呆在它落地的地方。我发现可以在五金商店购买到各种由尺寸和质量的黄铜制作的螺丝钉，这些螺丝钉都可以放在"4'7"火炮的炮口上，而不会沿着枪管下滑。如果在枪口处放置这样一个螺丝钉，枪被装载并发射，木螺栓留在枪里，螺丝钉飞出去并从空中降落，停留在着地点的附件的地方——它的射程取决于枪手选择的螺丝的大小和重量。让我们假设，这是一枚炮弹，那么，很容易为它爆炸的效果制定规则。炮弹 7.6 厘米内，一半，或者，在奇数的情况下，一半加 1 个人阵亡，如果有门大炮完全在炮弹的 7.6 厘米半径范围内，则大炮被炸毁。如果大炮不完全在半径范围内，那么大炮不能进行 2 次移动。运输车如果在这个半径范围内，也完全被毁。不过，如果在士兵和炮弹之间有任何墙体、房屋和防御设施的话，士兵均不受伤——他们不会被计算入炸弹爆炸的伤亡效果中。

我想，某个玩家可以通过以下方式来决定步枪射击的实际模仿效果。每 5 名步兵，大致站在一条线上，在任何特定的移动中，他们都不动，这里可能会有一次"4′7"火炮的射击。炮弹被从这排士兵的后面任何方便的位置射出，要求它越过 5 人中间的那个的头部。

当然，在微缩战争中，一般有 3 个或 4 个玩家，正式的军棋游戏需要在更大的区域空间进行——一般在训练厅或诸如此类的地方——每一种武器或者服务将会被委托给特定的玩家。军棋游戏里有很多对现实的复杂的模仿，这些在会客厅和游戏室里玩耍的微缩战争游戏里是不可能存在的。我们可以考虑运输、供应、弹药和骑兵的精神士气影响，以及上坡和下坡运动的影响。我们也可以带着铁锹挖壕沟，并且为皇家工程师提供处理和研究的范围，但在我写下赛克斯上校的有关建议之前，让我先谈谈军棋游戏里的城邦。

我认为这些城邦应该由长宽高为 91.4 厘米 × 91.4 厘米 × 15.2 厘米的厚重木块或者木质盒子建造，并且带弧形的板材（其形状一边是圆形的轮廓，一边的弦长 91.4 厘米，或着形状像带着向内弯曲的斜边的直角，并且两个直边为 91.4 厘米）可以很容易人为地磨圆尖角和突出边角。这些木块可以被钻孔然后栽上树木等装饰物，就像微缩战争里的被钻孔的木板一样。在一个标有等高线的军用地图上，使用这些木块可以建设一个说得过去的任意特定模式的城邦。将一根长木头设计出类似房子的形状，然后将木头锯开，这样建造房子的成本就很低。总会有这样的人，他们给房子进行润色，喷涂油漆，粘贴窗户，增加装饰，为房子赋予个性。当然，这种房子使用的是更加稳固和沉重的二手的木头。城邦的其他部分和微缩战争中的相同。

在上述城邦里上演的军棋游戏可以遵循以下列出的游戏规则大纲，这是赛克斯上校与我之间讨论的结果，其中绝大多数新的想法是要归因于赛克斯上校。我们提供这些游戏规则纲要，不是作为一个完成的规则，但对那些选择他们作为素材，应用于我们所相信的精心制作的计划中的人来说，这将比任何目前存在的军棋游戏都更加令人兴奋和有启发性。根据武器的数量和城邦场地的大小，这个游戏可以设置有许多玩家，每一方都将处于一个最高统帅的领导之下，他将由 1 名骑兵士兵来代表。玩家作为上将，必须站在他的代表形象的背后 182.9 厘米之内的地方。玩家的指示被认为是正确无误的，他将采用他认为合适的，喊话、耳语和便条等方式与他的下属保持沟通。我建议上将应该被认为是不会受伤害，刀枪不入的，但赛克斯上校提议设计了上将的的伤残计划。他规定，如果上将落在一个炮弹的破坏区，他必须走出房间，表示已受伤，3 次移动后回归，如果他被步枪射击或被抓获，他将退出游戏，并由他的一个下属接替他的位置。

现在，有关移动的规则，建议如下：

步兵应该移动 30.5 厘米。

骑兵应该移动 91 厘米。

当 2 人或 4 人的队伍在大路上行进时，上述的移动距离增加一半。

皇家工程师将移动 61 厘米。

皇家炮兵将移动 61 厘米。

交通和补给车辆在大路上应当每次移动 30.5 厘米，经过城镇时，每次移动半英尺。

上将可以移动 183 厘米，经过城镇时，每次移动 91.5 厘米。

船只每次移动 30.5 厘米。

上山时，一个等高线记为 30.5 厘米，下山时，2 个等高线记为 30.5 厘米。垂直高度的山，1 英尺内有 4 个登高线的，不能行驶车辆，除非山上有路。

● 步兵部队：

涉水过河：一次移动。

从 4 列变成 2 列：一次移动。

从 2 列变成 1 排：一次移动。

乘船：每 20 人在任何地点上船的 2 次移动。

上岸：每 20 人的一次移动。

● 骑兵部队

涉水过河：一次移动。

改变队形：半次移动。

上马：一次移动。

下马：一次移动。

● 炮兵部队

将火炮从牵引车上卸下来的准备工作：半次移动。

火炮舒展：半次移动。

火炮不能过河。

在一次移动中，步兵、骑兵和炮兵均不能既开火又移动。

● 皇家工程师

在工程师需要交换位置的移动中，不能开始着手修理和破坏的工作。

不能过河。

● 运输和补给

如果运输和补给车辆已经移动了，在移动过程中，就不能再交付日用必需品或者商品了。

不能过河。

● 作战期间的供应问题：

军队必须保持食品、弹药、牲畜的饲料等给养供应，每有移动，玩家就必须有所放弃作为消耗，每6次移动，每30人消耗1包食品，每6匹马消耗1包草料，为了持续的6次移动，每30名步兵需要射击消耗1箱弹药。

这些给养作为消耗被放弃的时候，必须在他们的归属范围内，即属于步兵的，需要在距离步兵队伍183厘米半径范围，属于骑兵的，需要在距离骑兵244厘米半径范围内。

如果一个团队离开另一个团队超过366厘米，就被认为是孤立的，少于30人的被孤立的小分队不需要给养，在计算步兵的给养时，每30人一包食物，剩余超过30的人数，要看是比15多，还是比15少，多余15人的，按30人配给，少于15人的，没有配给。即，如果有46个步兵需要2包食物或弹药；44个步兵需要1包食物。

如果敌人在给养供应和其所属的军队之间，那么运输和给养供应是无效的。

被包围或者被围攻的兵士必须以下述速度来提供给养：

每6次移动30人需要补充1包食品；

每6次移动6匹马需要补充1包饲料；

在给养供给失败的情况下，马匹可以代替食物，但是马匹的饲料不能替代食物，1匹马相当于1包食品。

如果出现给养供应失败的状况，接下来将发生以下后果：

没有弹药的步兵不能开枪射击（火炮被认为是带有无限量弹药的）。

步兵、骑兵，皇家炮兵和皇家工程师没有给养不能移动——如果在 6 次连续的移动中，没有给养提供，他们就会出局。

在吃完最后 1 匹马之后被包围的兵力必须放弃 4 次移动的机会。

● 有关摧毁的规则：

破坏铁路桥梁，皇家工程师需要 2 次移动，修理铁路桥梁，需要 10 次移动。

破坏铁路管道，皇家工程师需要 1 次移动，修理管道，需要 5 次移动，破坏河流上方的桥梁，需要 1 次移动，修理，需要 5 移动。

不管补给站的大小，一个人在 2 次移动中，可以开火射击摧毁一个补给站或仓库。

在一次移动中，4 个人能破坏掉 6 辆运货车中的物资。

2 个人在 6 次移动中可以将接触式的地雷放置在路上或者任何地方。地雷会由第一个经过它上方的物品引爆，并且会炸毁半径 6 英寸以内的所有事物。

● 有关建设的原则：

防御设施可以由步兵在 4 次移动中建造完成，它们是由 2 英寸高的木板条或者 2 英寸高的木头砖料用平头钉固定搭建而成的。2 个士兵可以完成 2.5 厘米的防御设施建设。

火炮的肩墙的建设速度是 6 个士兵在 4 次移动内建造一个肩墙。

● 骑兵队伍进攻的规则：

不少于 8 人的骑兵队伍才能发起进攻，并且要以合适的队形进攻。

● 骑兵以疏散队形进攻步兵：

如果骑兵在远离步兵约 61 厘米的范围外开始发起攻击，每攻击 5 名步兵，骑兵损失 1 人，每一次用军刀进攻，步兵都会损失 1 人。

如果骑兵在远离步兵 30.5～61 厘米的范围内开始发起攻击，每攻击 10 名步兵，骑兵损失 1 人，每一次用军刀进攻，步兵都会损失 2 人。

如果骑兵在远离步兵 30.5～61 厘米的范围内开始发起攻击，每攻击 15 名步兵，骑兵损失 1 人，每一次用军刀进攻，步兵都会损失 3 人。

如果骑兵以密集队形进攻步兵，那么结果完全不同：

如果骑兵在远离步兵61厘米的范围外开始发起攻击，1名步兵杀死3名骑兵，15名骑兵杀死1名步兵。

如果骑兵在离步兵30.5～61厘米的范围内开始发起攻击，1名步兵杀死2名骑兵，10名骑兵杀死1名步兵。

如果骑兵在离步兵30.5厘米的范围内开始发起攻击，1名步兵杀死1名骑兵，5名骑兵杀死1名步兵。

不管怎样，被密集队形攻击的步兵在随后的移动中是稳定的。

被疏散队形进攻的步兵在接下来的移动中必须后退30.5厘米，他们可以再次被攻击。

● 骑兵进攻骑兵的规则：

如果一队骑兵在敌人的骑兵移动结束之后处于了敌人进攻的范围内，这队骑兵必须做以下3个动作中的一个——下马、进攻或撤退。如果他们一直保持不动还在马上，并且敌人开始进攻了，一个进攻的军刀将杀死5个不动的带军刀的骑兵，并且将其他的15个骑兵向后撤91.5厘米。

已经下马的骑兵被攻击的话，其规则与被疏散队形的骑兵攻击的步兵规则相同。

如果骑兵进攻骑兵，双方兵力相等，并且所在的地形水平，通过掷硬币来决定输赢的结果。输家损失3/4的兵力，并要求强制撤退，赢家损失4/1的兵力。

如果双方兵力不等，所在的地形水平，使用微缩战争的近战规则。

如果地形倾斜，骑兵向山下进攻，兵力需要根据所穿越的等高线的数目增倍，如果是1个等高线，兵力需成倍增加，如果是2个等高线，兵力需乘以3，如果是3个等高线，乘以4。

如果一个骑兵队伍在另一个骑兵队伍面前选择撤退，而不是迎战对方的进攻，那么只要有追捕者追捕，它就必须持续的撤退，这队骑兵只能被进攻的骑兵或者步兵、炮兵拘捕。

如果被赶出阵地或者退到无法通过的河边，意味着撤退的队伍被歼灭。

如果步兵发现，在敌方的骑兵移动结束后，自己处于了对方进攻的距离之内，这队步兵选择了撤退，但仍在对方的进攻范围内，如果对方是以疏散队形进攻的话，那么这只队伍需要有 2 倍的损失，并且，如果队形为 2 列或 4 列，每一次骑兵挥舞军刀进攻，步兵每 91.5 厘米要损失 2 个人，每 61 厘米损失 3 人。在这种特定的境遇下，步兵队伍将持续撤退，直到他们被敌方彻底消灭或者被其他人驱逐。

如果骑兵队伍进攻炮兵，并且没有其他的兵力的介入，捕获 1 门大炮，骑兵队伍在 91.5 厘米距离处进攻要损失 4 个人，在 61 厘米处要损失 3 人，在 30.5 厘米处损失 1 人。

如果在骑兵队伍的进攻距离内，炮兵在骑兵面前撤退，只要骑兵追击，炮兵必须持续撤退。

现在让我们来谈谈，玩具轨道火车的移动规则，火车在玩具轨道上每次移动 244 厘米，乘车或者下车等诸如此类的动作也需要规则，根据已经给出的乘船的规则模式，很容易制定出来。当然，在炸弹破坏范围之内的火车机车或者货车也会被摧毁。

在军棋游戏中使用的玩具兵，应该不是微缩战争中使用的个头比较大的这种玩具兵。英国的玩具制作商生产出一种个头更小，价钱更便宜的玩具兵，——步兵大约有 2.5 厘米高，——这种类型更适合于军棋游戏。

我们希望，如果这些建议开始流行，这将引导工厂制作出更适合于游戏需要的士兵种类，包括载有成队形的队伍的托盘和（目前还未实现的）能站立，可拆卸的骑兵等。

我们在此提供军棋游戏的大致规则梗概，完全开放给每一位军人，他们有需要也有条件，能充分使用和改善这些规则，将其应用于更加严谨更加现实的游戏中去。

在这样做时，我们相信，他们将会发现这个规则梗概是适合的，它能最大程度上发挥游戏的功能，并在尽可能最小的范围内保持了对仲裁人判决的需求。如果有可能，伤亡应该由实际的火炮和步枪射击来决定，而不是通过计算。事情应该发生，而不是被决定。我们也要坚持对任何一方的裁判的绝对需求，简单地查看和测量移动的距离，并收集和检查消耗或放弃的补给和弹药的数量。这场游戏就像真正的战争，在相当兴奋的环境下进行的，争分夺秒的比赛，更值得一提的是，测量工作如此灵活，使得人们变得有几分诚实和正直了。

我们相信，如果军棋游戏的方法越接近于一个实际的小规模战争，不仅仅是在表面上接近，还在情感和智力考验上也更接近，那么，这个游戏就能更好地服务于试验和教育的目的。